Alexandra Benardis-Schnek

Mundtherapie bei Morbus Down
Ein Ratgeber für Eltern von Kleinkindern

AF287878

Die Autorin

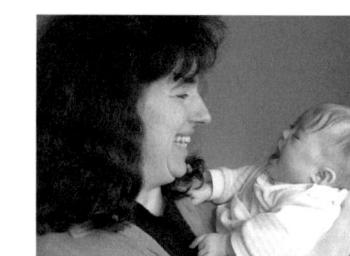

Alexandra Benardis-Schnek
ist seit vielen Jahren freiberufliche Logopädin in Reutlingen und Mutter zweier Töchter, von denen eine Tochter – Jessica – ein Down-Syndrom hat. Langjährige Zusammenarbeit mit der Kieferorthopädischen und Kieferchirurgischen Univ.-Klinik in Tübingen. Vor ihrer Ausbildung zur Logopädin in Mainz (Examensarbeit zu den logopädischen Therapiemöglichkeiten bei Kindern mit Morbus Down) arbeitete sie 2 Jahre als Kinderkrankenpflegerin auf der Säuglingsstation der Univ.-Kinderklinik Tübingen, Abteilung Entwicklungsneurologie bei Prof. Richard Michaelis. Neben zahlreichen Weiterbildungen (Dysphagie-Therapien mit Akutpatienten, Ausbildung zur Gestaltpsychotherapeutin, Supervisionsausbildung bei Prof. Wolfgang Wendlandt) engagierte sie sich 6 Jahre ehrenamtlich im Bundesvorstand des dbl e.V.; seit 2002 ist sie Redaktionsmitglied des *Forum Logopädie*.

Alexandra Benardis-Schnek

Mundtherapie bei Morbus Down

Ein Ratgeber für Eltern von Kleinkindern

 Das Gesundheitsforum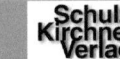

Bibliografische Information Der Deutschen Bibliothek

Die Deutsche Bibliothek verzeichnet diese Publikation in der Deutschen Nationalbibliografie; detaillierte bibliografische Daten sind im Internet über http://dnb.ddb.de abrufbar.

Besuchen Sie uns im Internet: www.schulz-kirchner.de

1. Auflage 2005
ISBN 3-8248-0380-1
Alle Rechte vorbehalten
© Schulz-Kirchner Verlag GmbH, Idstein 2005
Umschlagfotos: Archiv Schulz-Kirchner Verlag
Lektorat: Doris Zimmermann
Umschlagentwurf und Layout: Petra Jeck
Druck und Bindung: Books on Demand, www.bod.de
Printed in Germany

| Inhaltsverzeichnis

| Vorwort zur Reihe

Die „Ratgeber für Angehörige, Betroffene und Fachleute" vermitteln auf wissenschaftlicher Basis kurz und knapp grundlegende Kenntnisse und Hilfestellungen in den Bereichen Sprachtherapie, Ergotherapie sowie Medizin. Die Autor(inn)en sind ausgewiesene Fachleute, die sich mit dem jeweiligen Thema in Lehre, Forschung und Weiterbildung beschäftigen.

Frau Alexandra Benardis-Schnek gelingt es als engagierter Fachperson und als betroffener Mutter in doppelt überzeugender Weise, das Thema „Mundtherapie bei Morbus Down" für Eltern aufzubereiten. Ich hoffe, dass der vorliegende Ratgeber den Informationen und Hilfe suchenden Eltern das Gewünschte bietet.

Prof. Dr. Jürgen Tesak
Fachbereich Gesundheit
Europa Fachhochschule Idstein

| Einleitung

Der vorliegende Ratgeber bietet Ihnen als Eltern eines Kindes mit Down-Syndrom **logopädische Übungen**, die sich ohne großen Aufwand in den Familienalltag integrieren lassen. Das bedeutet, es reicht aus, wenn Sie sich einmal täglich etwa eine Viertelstunde für die Mundmotorik Zeit nehmen, um die Arbeit der behandelnden LogopädIn zu unterstützen. Frühe therapeutische Interventionen sind auf die Unterstützung der Eltern angewiesen. **Beobachtungsbögen und Tipps zu ganzheitlichen Fördermaßnahmen** vervollständigen die Elternanleitungen.

Ab den ersten Lebenswochen bis zum 3. Lebensjahr ist eine **Kombination verschiedener interdisziplinärer Behandlungsmaßnahmen** ideal, um die **orofaziale Entwicklung** von Kindern mit Down-Syndrom frühzeitig voranzubringen. Vorgestellt werden funktionale **logopädische Übungen und Griffe** mit und ohne **Stimulationsmaterial**, eine in den Alltag einbezogene **Trink- und Esstherapie** sowie eine individuell angepasste **kieferorthopädische Gaumenplattenbehandlung**. Diese drei häuslich durchzuführenden Behandlungsmaßnahmen ergänzen sich hervorragend. Darüber hinaus gibt Ihnen der Ratgeber **praktische Informationen zur Medikamentierung** und wichtige Hinweise zum **Aufbau einer ganzkörperlichen eutonen Muskelspannung** mit Hilfe geeigneter krankengymnastischer Behandlung und Hilfsmittel.

Diese therapeutischen Anleitungen können allerdings keine logopädische, krankengymnastische, kieferorthopädische oder kinderärztliche Behandlung ersetzen. Bitte besprechen Sie daher die individuellen Maßnahmen mit Ihrer LogopädIn, Ihrer ÄrztIn und Ihrer KrankengymnastIn.

Mein besonderer Dank gilt Prof. Poets von der Universitäts-Kinderklinik in Tübingen für seine Unterstützung bei den Abbildungen von Schlaflabor-Ergebnissen. Prof. Poets ist es anhand dieser Diagnostik möglich, vielen Kindern mit Down-Syndrom bei Obstruktionen und Sättigungsabfällen zu helfen. Ein großes Dankeschön geht an Oberärztin Dr. Korbmacher vom Zentrum für Zahn-, Mund- und Kieferheilkunde der Universitätsklinik Hamburg-Eppendorf für ihre Informationen zu den dort in Anlehnung an Castillo-Morales weiterentwickelten, sehr effektiven Gaumenplatten und für ihre Hinweise zum orofazialen Stimulationsmaterial. Schließlich bedanke ich mich bei meiner Tochter Jessica, die mir – trotz ihres Down-Syndroms – immer wieder klar die therapeutische Richtung zeigen konnte, indem sie die effektivsten logopädischen Therapiemaßnahmen am schnellsten umgesetzt hat.

| Allgemeine und orofaziale Entwicklung beim Down-Syndrom

Allgemeine Symptomatik

Menschen mit Down-Syndrom weisen ein zusätzliches Chromosom auf ('Trisomie 21'), das vermutlich bereits auf die embryonale Entwicklung schädigend einwirkt. Die chromosomale Abweichung führt zu unreifen Organen sowie zu Missbildungen (z.B. am Darm oder am Herzen). Darüber hinaus kommt es auch zu endokrinen Veränderungen, die jedoch gut früh medikamentös behandelt werden können (s. S. 59). Fakultativ auftretende Seh- und Hörstörungen lassen sich ebenfalls – wenn rechtzeitig erkannt – durch geeignete Hilfsmittel verbessern.

Aus der Palette der möglichen Symptome bei Kindern mit Down-Syndrom greife ich diejenigen heraus, die vor allem in den ersten drei Lebensjahren Auswirkungen auf die orofaziale Problematik haben und durch eine gezielte logopädische Behandlung behoben oder in eine positive Entwicklungsrichtung gelenkt werden können. Trotz der Behinderung Ihres Kindes ist es mir wichtig, Ihnen als Eltern Mut zu machen. Die Entwicklung wird durch eine angemessene therapeutische Förderung zwar immer noch verlangsamt sein, jedoch verläuft sie normal.

Retardierung der statomotorischen Entwicklung

Aufgrund der angeborenen **Hypotonie und Bindegewebsschwäche** ist Bewegung für die Kinder anstrengend und es fällt ihnen schwer, in die Aufrichtung zu gelangen. Durch geeignete krankengymnastische Frühbehandlung erhöht sich der **Grundtonus** des Kindes (s. S. 54), was eine **Verbesserung der Körperwahrnehmung** miteinschließt. Die Stützgewebshypoplasie verursacht zudem eine **Überstreckbarkeit der Gelenke**, die sich vor allem beim **Hüft- und Kiefergelenk** negativ auswirken kann. Aufgrund der Abduktion des Oberschenkels hat das Kind Mühe, krabbeln und laufen zu lernen. Das instabile Kiefergelenk bewirkt eine **Kieferrücklage**, die zusammen mit der hypotonen Zungenmuskulatur zu einem intraoralen Platzmangel für die Zunge mit **Tendenzen zu Atemstörungen** und zur **Verstärkung der orofazialen Symptomatik** führt.

Retardierung der sensomotorischen Entwicklung

Ist der Grundtonus zu niedrig, verschlechtert sich die **Tiefensensibilität**; das Kind nimmt taktil-kinästhetische Reize gar nicht, abgeschwächt oder verzögert wahr. So gelangt es nur bruchstückhaft zu einer Entwicklung seiner **sensomotorischen Intelligenz**, was **Defizite in der Grob-, Fein- und Mundmotorik** sowie in den **Wahrnehmungsbereichen** zur Folge hat. Klare taktile Reize, logopädische Stimulationen mit Hilfe von Vibration, Druck und Zug und eine frühe, dosierte Krankengymnastik nach Vojta oder Bobath helfen bei der **Reizaufnahme und -verarbeitung** im kindlichen Gehirn.

Retardierung der vorsprachlichen Entwicklung

Im orofazialen Bereich kann eine frühe Logopädie durch den verbesserten Tonus zur **Auslösbarkeit der angeborenen Reflexe** führen. Die Reflexe leiten zu den höheren motorischen Koordinationsleistungen über, die das Kind bei der **Nahrungsaufnahme** zu bewältigen hat. Eine durch die Therapie früh entwickelte **orofaziale Sensomotorik** stellt die **Grundlage für die beginnende Sprachentwicklung** dar. Liegt die Zunge oft interalveolar oder weit vorne aus dem Mund und hat das Kind gar starke Obstruktionen, kommt es zu **Fehlwahrnehmungen, mangelnder intraoralen Orientierung** sowie eingeschränkter **Lippen-, Wangen- und Zungenmotorik** (s. Abb. 1). Die orofaziale Problematik wirkt als **Bremse für die Lallphasen**, die daher verzögert und unvollständig einsetzen. Babys mit Down-Syndrom, die sich lange nur **vokalisierend** äußern, haben die **raschen Tonuswechsel** noch nicht erlernt, die für die Konsonantenbildungen notwendig sind (s. S. 45f).

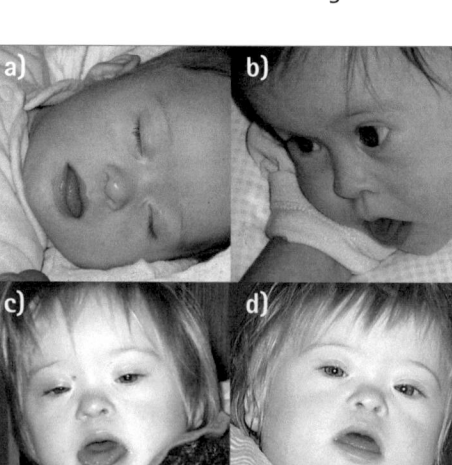

Abb. 1: Typische orofaziale Symptomatik bei Kindern mit Morbus Down

a) interlabiale Zungenlage
b) Zungenspiele vor dem Mund
c) Zungenlage auf der Unterlippe und dreieckig zurückgezogene Oberlippe
d) Zungenlage auf dem unteren Zahndamm

Das Missverhältnis von klein entwickeltem Mund- und Nasenraum, rückverlagertem Unterkiefer und hypotoner Zunge lässt die Zunge größer erscheinen, als sie ist (,**Pseudomakroglossie'**). Die Bindegewebsschwäche, Obstruktionen und eine verschlechterte Belüftung der Gesichtshöhlen sowie des Mittelohres führen zu einer **Infektanfälligkeit,** die sich im Allgemeinen durch funktionelle Übungen zum Aufbau von Zungentonus und zur Verbesserung der Mundmotorik gut bessern lässt. Bei auffällig anhaltender Mundatmung sind jedoch die Adenoiden HNO-ärztlich zu kontrollieren, da eine Vergrößerung der Polypen beispielsweise zu einer weiteren Verengung des Rachens führen kann: Es kommt zu Raumforderungen des Waldeyer'schen Rachenringes einhergehend mit einer noch weiter nach vorne gelagerten Zunge. Da es bei diesen Kindern häufig zu Infekten mit Mittelohrentzündungen kommt, ist eine frühe Polypenentfernung sinnvoll, um die Sprachentwicklung nicht zu verschlechtern.

Zusammenfassung
Das Ausmaß der angeborenen Beeinträchtigungen variiert beim Down-Syndrom stark. Die **allgemeine Symptomatik** und der **Gesundheitszustand** des Kindes (z.B. bei Herz- oder Darmfehlbildungen) beeinflussen die weitere **stato- und sensomotorische Entwicklung.** Die angeborene **Hypotonie,** die **Bindegewebsschwäche** und die **Überstreckbarkeit der Gelenke** (hier vor allem des Kiefergelenks bei Unterkieferrücklage) bewirken die in den ersten Lebensmonaten bestehende **orofaziale Pathologie.** Ein Beginn der Logopädie bereits im ersten Lebensjahr ist von großer Wichtigkeit, damit es nicht zur Festigung der orofazialen Störungen kommt und das Kind früh lernt, seine **Fehlfunktionen im Mund- und Gesichtsbereich** wahrzunehmen und zu regulieren.

Orofaziale Symptomatik

Im Folgenden finden Sie eine Übersicht der **orofazialen Symptome** in Tabellenform, diese können Sie zur **Verlaufskontrolle** aus dem Ratgeber kopieren und in Zeitintervallen wiederholt ankreuzen. Wichtig ist noch anzumerken, dass Kinder mit Down-Syndrom im Verlauf der logopädischen Behandlung oft eine **schwankende Symptomatik** zeigen. Diese Schwankungen sind positiv zu betrachten: Das bedeutet, die Symptome treten nicht immer oder in unterschiedlicher Ausprägung auf. Orientieren Sie sich dann an den ,**guten Phasen'** des Kindes, in denen es ihm gelingt, die **Tonuskontrolle** aktiv zu übernehmen: Wann schafft es einen Zungenrückzug intraoral oder gar einen aktiven Mundschluss, wann ist das ,Sabbern' besser und wann schluckt es öfter spontan?

Die folgenden Tabellen helfen Ihnen dabei herauszufinden, unter welchen Bedingungen dem Kind die **sensomotorische Regulierung** im Mund- und Gesichtsbereich gelingt. Bereiten Sie Ihrem Kind diese guten Rahmenbedingungen, um ihm die Verarbeitung und Umsetzung der therapeutischen Stimulation zu erleichtern: **Gute Gedeih- und Entwicklungsbedingungen** schaffen Sie zum Beispiel durch einen **ganz regelmäßigen Schlaf-, Trink- und Essrhythmus**, durch geeignete Hilfen bei Verdauungsstörungen sowie durch eine frühe krankengymnastische Behandlung. Achten Sie auch auf den **Kreislauf- und Gesundheitszustand** des Kindes: Überfordern Sie es nicht und steuern Sie beginnenden Erschöpfungszuständen entgegen, indem Sie ausreichend Erhol- und Schlafphasen einplanen. So können Sie Kreislaufschwächen mit **starken Tonusabfällen oder -schwankungen** vorbeugen. Führen Sie die Übungen regelmäßig, aber dosiert und am besten zu festen Zeiten durch.

Beobachtungsbogen zu den häufigsten orofazialen Symptomen

Auftreten des orofazialen Symptoms	Immer	Meistens	Gelegentlich	Selten	Nie
Zungenlage zwischen den Lippen, weit vor dem Mund					
Zungenlage auf der Unterlippe					
Zungenlage auf dem unteren Zahndamm					
Offen stehender Mund					
Zungenspiele zwischen den Lippen					
Saug- und Trinkbewegungen der Zunge					
‚Hängende' mimische Muskulatur					
Vermehrter Speichelfluss					
Sammeln von Nahrung oder Flüssigkeit im Mund					
Schnorchelndes Geräusch beim Trinken aus dem Fläschchen					
Tendenzen zur Rachenverlegung durch die Zunge mit Atemstörungen					
Zungenflattern im Mund- oder Rachenraum					
Verspannter Halswinkel, verkrampfte Mundbodenmuskulatur					
Tagsüber: Atemgeräusche					
Nächtliche Schnarchgeräusche					
Schlafen mit offenem Mund					
Schlafen mit überstrecktem Kopf / Kind hilft sich gegen Obstruktion					
Zungendiastase (Auseinanderweichen der länglichen Zungenmuskulatur)					

15

Beobachtungsbogen zu den orofazialen Entwicklungsfortschritten

Die **orofazialen Entwicklungsfortschritte** können Sie anhand der Tabelle regelmäßig festhalten und im Verlauf der Therapie und der unterstützenden häuslichen Maßnahmen erkennen. Beobachten Sie folgende Merkmale:

Positive orofaziale Entwicklungsmerkmale	+ ← Immer	Meistens	Gelegentlich	Selten	→ - Nie
Schwankende Symptomatik					
Mund geöffnet, aber Zungenlage oben am Gaumen					
Spontaner Mundschluss					
Aktiver Kieferschluss (bei geöffneten Lippen)					
Lippenflattern					
Lippenschnalzen					
Zungenschnalzen an den Gaumen					
Mehr aktive Zungenbewegungen (oben/unten; rechts/links)					
Aktive Tendenz zum Schnütchen oder ‚o'-Sagen					
Verbesserter Wangentonus					
Ausdrucksvolle Mimik					
Kein Speichelfluss mehr					
Kein Sabbern beim Essen und Trinken					
Lallen von Konsonanten					
Lallen von Silbenketten					
Verbesserung der nächtlichen Atmung (weniger Schnarchen, Obstruktion, Einziehen des Brustkorbes)					
Lange Phasen von Nasenatmung					

Zusammenfassung
Eine **Tonuskontrolle und eine aktive Tonusregulation** fehlen meistens noch in der frühkindlichen Entwicklung von Kindern mit Down-Syndrom. Das **sensomotorische Gleichgewicht der orofazialen Region** wird durch Überkompensation und Verkrampfungen gestört, und so kommt es leider bald zu einer **Verfestigung der Symptomatik.** Die Angehörigen können helfen, **günstige Rahmenbedingungen** für die Logopädie und für die häusliche Umsetzung der Stimulation zu schaffen. Die Beobachtungsanleitungen helfen bei der Feststellung der orofazialen Symptomatik und bei den Verlaufskontrollen.

| Die Entwicklung der orofazialen Sensomotorik durch die Therapie

Ein Therapiekonzept mit 10 Arbeitshypothesen für eine effektive logopädische Behandlung

Wie Sie der folgenden Abbildung entnehmen können, geht das Konzept von 4 grundlegenden Therapiebereichen aus, die aufeinander aufbauen und schließlich parallel laufen: Die Arbeit am Tonus, an der Körpereigenwahrnehmung, an den Funktionen und am Verhaltenstraining.

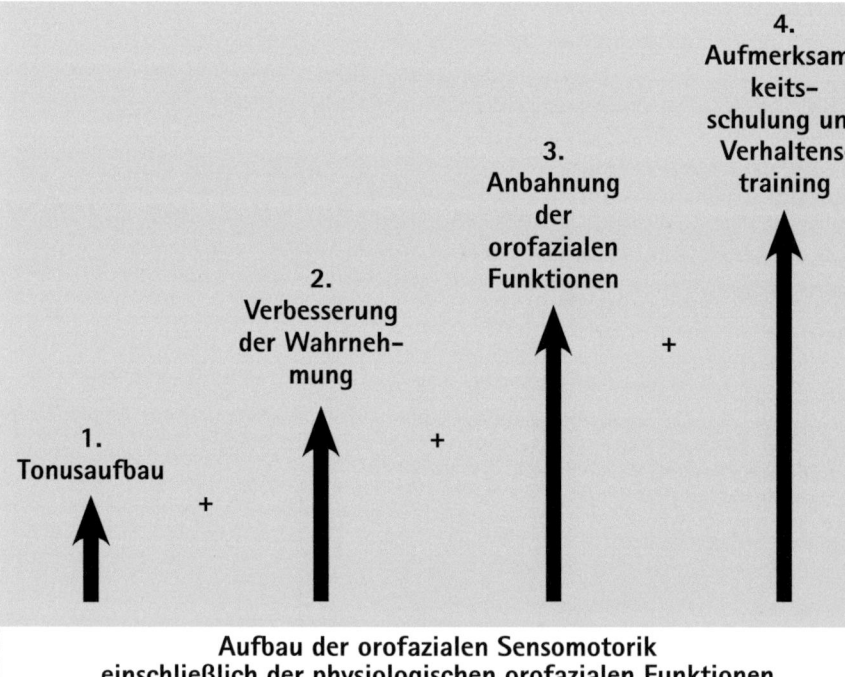

Aufbau der orofazialen Sensomotorik einschließlich der physiologischen orofazialen Funktionen

Eine **Hypotonie** im Mund und Gesicht bedeutet eine verschlechterte **Eigenwahrnehmung und Tiefensensibilität** für diesen Bereich. Ist der Tonus durch die Stimulation erhöht, nimmt sich das Kind besser wahr und ist in der Lage, ein adäquates **Körperschema** aufzubauen. Je besser die **Tonusregulation und -kontrolle** wird, desto leichter fällt die **Umsetzung der orofazialen Funktionen**, wie zum Beispiel der Mundschluss, das korrekte Schluckmuster oder die Trink- und Esskompetenzen. Nachdem alle orofazialen Funktionen erarbeitet worden sind, erfolgt die Festigung des Erlernten über die **Schulung der Aufmerksamkeit** und die **Steuerung des Verhaltens durch positive Verstärkung**. So gelingt es dem Kind, sich mit der Zeit von den therapeutischen Hilfestellungen zu lösen.

Im Folgenden stelle ich Ihnen **zehn Arbeitshypothesen** vor, die als Orientierung in der Behandlung dienen und diese erleichtern können. Zugrunde liegt die therapeutische Beobachtung, dass zwischen **Tonus und orofazialen Funktionen wechselseitige Beeinflussungen** bestehen. Die 8. und 10. Arbeitshypothese erläutere ich zum besseren Verständnis näher.

Zehn Arbeitshypothesen für die logopädische Therapie

1. Paralleles Arbeiten – einerseits am **Tonus** und andererseits an den **motorischen Koordinationsleistungen** – führt zur Verbesserung der orofazialen Funktionen.
2. Je besser der **Tonus**, desto besser die **orofaziale Wahrnehmung** einschließlich der **Tiefensensibilität**.
3. Die **spontane Umsetzung** des Erlernten erfolgt dann, wenn alle drei wichtigen Therapiebereiche (**Motorik, Tonus, [Eigen-]Wahrnehmung**) erarbeitet wurden.
4. **Atemstörungen** und **orofaziale Symptomatik** können bei Kindern mit Morbus Down eng zusammenhängen.
5. Über die **Kombination unterschiedlichen therapeutischen Angebots** lernt das Kind verschiedene orofaziale Funktionen besser zu **unterscheiden**.
6. Sobald die **sensomotorischen Wechselwirkungen** in Gang gesetzt sind, gelingt es dem Kind zunehmend öfter, den Tonus und die Motorik **aktiv selbst zu regulieren**.
7. Das Kind braucht **Zeit zur Verarbeitung** und zum **Umsetzen des Erlernten**; zu frühes Eingreifen verhindert die **sensomotorische Integration**.
8. So viel Stimulation wie notwendig, so wenig wie möglich, bedeutet ein **dosiertes Stimulieren** mit genauem **Maß für den Tonusausgleich** und ein **sukzessives Beenden** der Hilfestellungen, sobald das Kind beginnt, selbst aktiv umzusetzen.
9. Die **Fremdkontrolle** durch die TherapeutIn wird zunehmend durch die **Eigenkontrolle** des Kindes ersetzt.
10. Orofaziale Funktionen sind **erlernbares Verhalten**, das **verstärkt** werden kann (Lerntheorie).

So viel Stimulation wie notwendig, so wenig wie möglich

Bei den mundmotorischen Übungen bekommen Sie mit der Zeit ein Gespür für den gesamtkörperlichen wie orofazialen **Tonuszustand** Ihres Kindes. Geben Sie vor allem bei den auffallendsten orofazialen Symptomen Hilfestellungen. Diese können im Tagesablauf und von Tag zu Tag sehr variieren. Setzen Sie die **Stimulationshilfen und -griffe** gezielt und dosiert ein und geben Sie dem Kind hinterher genügend Zeit, auf die Intervention zu reagieren. Beginnt das Kind dann mit der aktiven Umsetzung, nehmen Sie die Hilfestellungen wieder zurück. Mit der Zeit verbessern sich der Tonus und die Symptomatik im Mund- und Gesichtsbereich Ihres Kindes. Beachten Sie diesen Prozess und notieren Sie sich gelegentlich die auffallendsten Symptome und die Situation/den Zeitpunkt, wann sie auftreten (s. S. 15,16 Beobachtungsbögen), dann wissen Sie oft schon vorher, wann Sie eingreifen können. Beginnt das Kind immer häufiger selbstständig die **korrekte Zungenlage** und den **Mundschluss** umzusetzen und ist der Mund etwa zur Hälfte am Tag bereits geschlossen oder noch offen, aber die Zunge intraoral, setzen Sie auch die **mundmotorischen Übungen** und die **Übungen zur Trink- und Esstherapie** allmählich ab. Wichtig ist, dass Sie die Übungen **nicht abrupt** von einem Tag auf den anderen beenden, da es sonst bei hypotonen Kindern zu **Tonusabfällen** und zu **Rückfällen** in frühere pathologische orofaziale Muster kommen kann. Ziel ist das Erreichen einer Art ‚Teamwork', in der Sie die orofaziale Funktion einleiten, das Kind diese Anregung übernimmt und die Funktion selbstständig abschließt.
Im Folgenden habe ich Ihnen **drei Tagespläne** erstellt und erläutere Ihnen hier beispielhaft ein mögliches schrittweises Absetzen der unterstützenden Übungen und Griffe.

1. Zeitplan zum Ablauf der Übungen		
7.00 - 8.00 Uhr	Vor der ersten Mahlzeit	2 Minuten Mundboden-eutonisierung mit der elektrischen Zahnbürste
8.30 Uhr	Beim Trinken aus dem Fläschchen/oder aus dem Becher	Griffe zur Unterstützung des Kiefer-/Lippenschlusses sowie zum Aufbau der Lippenspannung
10.00 - 11.00 Uhr	Einsetzen der Tagesplatte	1 Stunde Tragezeit
11.45 Uhr	Vor der Mittagsmahlzeit	Mundmotorisches Übungsprogramm, danach 2. Einsetzen der Tagesplatte für 1 Stunde
17.00 - 18.00 Uhr	Vor dem Abendbrei: Stimulation mit Fruchtmus in der Tagesplatte	Danach: 3. Einsetzen der Tagesplatte für 1 Stunde

2. Zeitplan zur ersten Reduktion der Übungen		
10.45 - 11.00 Uhr	Mundmotorisches Übungs-programm	15 Minuten
11.00 - 12.00 Uhr	Vor dem Mittagsbrei	1. Einsetzen der Tages-platte für 1 Stunde
17.00 - 18.00 Uhr	Vor dem Abendbrei: Stimulation mit Fruchtmus in der Tagesplatte	2. Einsetzen der Tages-platte für 1 Stunde

3. Zeitplan zur zweiten Stimulationsreduktion
Im dritten Schritt ist es möglich, die Tragezeiten der Gaumenplatte nach und nach weiter zu verkürzen. Von 3-2 Stunden am Tag ist ein Übergang auf 5- bis 3-mal 30 Minuten günstig. Versuchen Sie danach jeweils eine halbstündige Tragezeit wegzulassen, bis das Kind den spontanen Mundschluss und den aktiven Rückzug der Zunge in den Mund gelernt hat. Nach Beendigung der Gaumenplattenbehandlung hat es sich bewährt, das mundmotorische Übungsprogramm 2- bis 3-mal wöchentlich weiterzuführen, um die Mundmotorik zu stabilisieren. Danach genügen vereinzelte Griffe oder verbale Arbeitsanweisungen (s.u.) zur Erinnerung für das Kind.

Orofaziale Funktionen sind erlernbares Verhalten, das verstärkt werden kann (Lerntheorie)
Nachdem das Kind die Gaumenplatte nicht mehr trägt und die meisten orofazialen Funktionen etwa zu 50% selbst aktiv umsetzen kann, beginnen Sie, es für diese Aktionen sozial zu verstärken: Durch ein Lob, ein Lächeln, ein Auf-den-Arm-Nehmen o.Ä. So wird die Aufmerksamkeit des Kindes für seinen Gesichts- und Mundbereich geschult, es zeigt das gewünschte Verhalten öfter und setzt seine Kompetenzen häufiger um. Neben **sozialen Verstärkern** haben sich auch ganz konkrete positive Verstärker bewährt. Etwa ab dem 1. Lebensjahr ist das **Sprachverständnis** bei Kindern mit Down-Syndrom so weit entwickelt, dass Sie verbale Aufforderungen stellen können, z.B. ‚Mach bitte deinen Mund zu' oder ‚Zieh deine Zunge zurück', die bei Befolgung gleich belohnt werden (z.B. ein Löffel vom Lieblingsobstbrei, ein Stück Keks u.Ä.). Schließlich ist es am Ende des 1. Lebensjahres auch möglich, mit dem Kind **vor dem Spiegel die Aufmerksamkeit für den Gesichts- und Mundbereich** zu schulen, indem Sie es bestimmte Mund- und Zungenbewegungen imitieren lassen. So bekommt es auch über die visuelle Wahrnehmung z.B. eine **Vorstellung von einem geschlossenen Mund.** Über die visuellen Hilfestellungen gelingt es den Kindern häufig, die **kinästhetischen Schwächen** bei der Körpereigenwahrnehmung auszugleichen.

Wichtige Behandlungsformen bewährter Methoden

Es gibt verschiedene logopädische Methoden, um das orofaziale Gleichgewicht bei Kindern mit Down-Syndrom zu regulieren. Die bekanntesten Methoden sind die nach **Castillo-Morales**, nach **Bobath**, nach **Vojta**, nach **Pörnbacher**. Ziel dieser Methoden ist das systematische Einwirken auf die sensomotorische Wahrnehmung des Kindes über Übungsformen zur **Regulation der Tiefensensibilität** und zur **Verbesserung der mundmotorischen Leistungen**. Dazu werden u.a. folgende Maßnahmen angewandt:

1. **Körperkontakt**
2. **Aktivierung**
3. **Stimulation**
4. **Vibration**
5. **Widerstand (z.B. Arbeit mit Druck und Zug)**
6. **Dehnung**
7. **Rotation**

Zusammenfassung
Jedes Kind braucht seine eigene, **individuell angepasste logopädische Behandlung**. Am besten sind Sie bei der TherapeutIn aufgehoben, die mehrere Methoden beherrscht und diese **integrierend** anwenden kann. Natürlich sind auch immer der Kontakt zum Kind und das Umsetzungsmaß des Erlernten (‚**Transfer**') außerhalb des Therapierahmens entscheidend für den Therapieerfolg. So verschieden die Maßnahmen unterschiedlicher therapeutischer Schulen sind, haben sie jedoch oft grundsätzlich ähnliche Behandlungsziele für die Kinder mit Morbus Down.

| Zur Regulation der orofazialen Symptomatik

Ein Übungsprogramm zur Verbesserung der Mundmotorik

Um die **Mundmotorik** zu verbessern und den Gesichts- und Mundbereich auf die **Stimulation mit der Gaumenplatte** vorzubereiten, bietet sich ein etwa **10-minütiges mundmotorisches Übungsprogramm** an, das hier schrittweise vorgestellt wird. Es ist empfehlenswert, das Übungsprogramm 1x täglich durchzuführen, da die Kombination von aktiver Mundmotorik und Plattenstimulation das orofaziale Gleichgewicht Ihres Kindes optimal und schnell herstellt. Sie können das Übungsprogramm allerdings auch durchführen, wenn Ihr Kind keine Gaumenplatte trägt. Es ist möglich, nur Teile des Programms durchzuführen, z.B. die **Eutonisierung des Mundbodens** mit der elektrischen Zahnbürste, falls Ihr Kind gerade hier ausgeprägte **Verspannungen** zeigt, was bei **bestehender Obstruktionstendenz** häufig der Fall ist.

Das Kind sitzt Ihnen während der Übungen gegenüber, entweder aufrecht im Stühlchen oder auf Ihrem Schoß.

Stimulationsmaterial zum Übungsprogramm (s. Abb. 2):

1. Elektrische Zahnbürste mit größerem Weinkorken
2. Kleine Kinderzahnbürste
3. Gaumenplatte

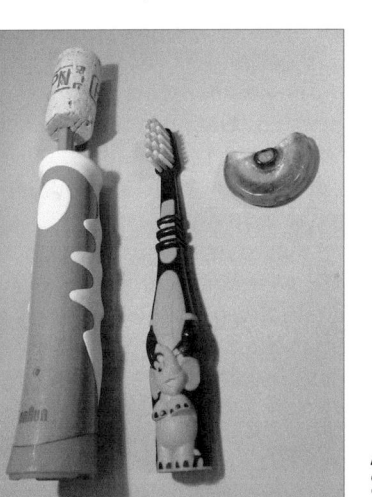

Abb. 2:
Stimulationsmaterial zum mundmotorischen Übungsprogramm

Zu 1.: Eutonisierung des Mundbodens und der Zungengrundmuskulatur mit der elektrischen Zahnbürste mit Korkenaufsatz

a) Zunächst vibriert der Korken auf der elektrischen Zahnbürste unter dem Kinn des Kindes von hinten nach vorne. Das bewirkt einen **Spannungsausgleich** der zugleich unterspannten wie verkrampften Zungengrundmuskulatur. Meistens ist bereits durch die Vibration ein deutlicher **Mundschluss** zu beobachten, nachdem die Zunge vom Kind aktiv nach hinten oben zurückgezogen wurde. Falls die Zunge außerhalb vom Mund bleibt, wird der Unterkiefer unterhalb der Kinnspitze etwas vorgezogen, um für die Zunge intraoral Raum zu schaffen.

b) Anschließend wird am **Kinn** mit dem Korken von unten nach oben Richtung Unterlippe vibriert, um den **Musculus mentalis** zu kräftigen und zu aktivieren.

c) Danach wird der vibrierende Korken auf **beiden Seiten der Wangen zu den Mundwinkeln** hin gestrichen, am besten mehrmals mit Seitenwechsel.

Zu 2.: Aktivierung der Zungenbewegungen mit der Kinderzahnbürste

Die Zahnbürste wird in der Mitte vom Mund **gerade auf die Zungenmitte eingeführt**. Hier geben die Borsten zunächst **Druck nach unten**, bis das Kind mit einem Gegendruck nach oben reagiert. Dann wird die Zahnbürste im Mund zur Seite geführt, so dass sie mit dem glatten Teil des Bürstenkopfes in der **Wangentasche** liegt. Die Bürste gibt **Druck auf die Zungenseiten**, bis Gegendruck erfolgt; dies wird auf beiden Zungenseiten ausgeführt und anschließend wird die Zahnbürste von der Mitte der Zunge wieder aus dem Mund gezogen. Ziel der Übung ist, dass sich die Zunge sowohl nach oben wie zu den Seiten aktiver bewegt. Diese **Bewegungskoordinationen** von Zunge und Kiefer sind Vorbereitungen für das Kauen und schaffen wichtige motorische Grundlagen für die **spätere Sprachentwicklung**.

Zu 3.: Wangenschnipsen nach dem Einsetzen der Gaumenplatte

Die Gaumenplatte wird eingesetzt und mit Daumen und Zeigefinger wird anschließend von oben nach unten rechts und links **auf die Wangen geschnipst**, um dort den **Grundtonus der Wangenmuskulatur** zu erhöhen. Diese Übung können Sie auch durchführen, wenn Ihr Kind keine Gaumenplatte trägt.

Falls das Kind Widerstand gegen das Wangenschnipsen zeigt, gibt es noch eine Variante der Übung, die dem Streicheln im Gesicht nahe kommt und gut tagsüber zwischendurch einzubauen ist: Streichen Sie die Wangen relativ zügig mit den Fingerspitzen beider Hände (außer mit den Daumen) **auf beiden Seiten gleichzeitig von oben nach unten Richtung Mund** aus (s. auch S. 43ff zur ‚hängenden' mimischen Muskulatur).

Training der intraoralen Zungenlage

Die hypotone Zunge ‚fällt' zu weit nach vorne aus dem Mund oder ‚rutscht' zu weit nach hinten in den Rachenraum, was Atemverlegungen zur Folge haben kann. Es gibt im Wesentlichen **drei Übungsgriffe**, die bereits dem Kleinkind ermöglichen, seine **korrekte Zungenlage im Mund** zu trainieren und seine **Wahrnehmung für den Mundbereich** zu verbessern. Wenden Sie die Griffe dann an, wenn die Symptomatik besonders ausgeprägt ist und das Kind Ihre **stimulierende Unterstützung** braucht, um sein **orofaziales Gleichgewicht** wiederherzustellen. **Stimulieren Sie nur in dem Maß, welches Ihr Kind gerade benötigt, um seinen Tonus im Mund- und Zungenbereich wieder auszugleichen und lassen Sie ihm genügend Zeit für die Reaktionen auf die Übungsgriffe.** Stimulieren Sie kurz und dafür häufiger, um dem Kind Gelegenheit zur aktiven Mitarbeit zu geben. Zeigt das Kind gelegentlichen Widerstand gegen die Griffe im Mund- und Gesichtsbereich, wenden Sie diese vor allem dann an, wenn es abgelenkt ist, z.B. wenn es sich gerade auf Spielmaterial konzentriert.

Die Übungsgriffe werden im Folgenden vorgestellt und erläutert.
1. Unterkieferzug nach vorne und Kieferschluss
2. Mundbodenstimulation
3. Ausstreichen der Oberlippe

Zu 1.: Unterkieferzug nach vorne und Kieferschluss
Bevor Sie den Zungengrund im Folgegriff stimulieren, müssen Sie für die Zunge zunächst Platz schaffen, indem Sie den **zurückverlagerten Unterkiefer** mit dem Zeigefinger unterhalb der Kinnspitze etwas nach vorne ziehen und gleichzeitig etwas **Druck nach oben** geben, um den Kiefer zu schließen. Häufig zieht das Kind jetzt bereits die Zungenspitze in den Mund zurück.

Zu 2.: Mundbodenstimulation
Zunächst geben Sie mit dem Zeigefinger unter dem Kinn am Mundboden Druck nach oben in den Zungengrund hinein. Dies bewirkt einen **Aufbau der Zungenspannung** und eine **Vorverlagerung des Zungengrundes**. Die Zunge streckt sich im Mund und bewegt sich jetzt aktiv nach oben Richtung Gaumen.

Zu 3.: Ausstreichen der Oberlippe
Abschließend ziehen Sie mit Daumen und Zeigefinger neben dem Filtrum die Oberlippe nach vorne/unten. Dies verbessert die **Wahrnehmung der Oberlippe** und den **Mundschluss**. Liegt die Zunge nämlich oft zwischen den Lippen, „verwechselt" das Kind die Zunge mit der Oberlippe und „speichert" in seiner Wahrnehmung den Mundschluss falsch ab.

Um eine mögliche **Fehlwahrnehmung** des Kindes in Bezug auf seinen Mundschluss (interlabiale Zungenlage anstatt Lippenschluss) festzustellen, sollte auf **folgende Beobachtungspunkte** geachtet werden:

- Liegt die Zunge beim Stillen zwischen Unterlippe und Brustwarze?
- Legt Ihr Kind beim Trinken aus dem Fläschchen die Zunge bei Trinkbeginn spontan über den Sauger?
- Legt Ihr Kind beim Essen vom Löffel die Zunge beim Essbeginn spontan über den Löffel?
- Liegt die Zunge häufig bei offenem Mund auf dem unteren Zahndamm?
- Ist die spontane Zungenlage oft interlabial (zwischen den Lippen)?
- Gelingt Ihrem Kind bereits eine intraorale Zungenlage, hat es aber trotzdem häufig noch einen offenen Mund?
- Liegt die Zunge beim Trinken aus dem Becher zwischen Becherrand und Unterlippe?

Training des intraoralen Schluckmusters

Die Normalisierung der Zungenlage stellt eine gute **Ausgangsposition** für das anzubahnende korrekte Schluckmuster dar. Da bei Kindern mit Down-Syndrom die Zungenlage insgesamt häufig zu weit nach vorne verlagert ist, kann zum einen die korrekte ‚**Schluckwelle**' nicht ablaufen und zum anderen spürt das Kind diese nicht am Gaumen. Mit Hilfe des **mundmotorischen Übungsprogramms** und des **Trainings der intraoralen Zungenlage** lernt das Kind bereits schrittweise die unten genannten zugrunde liegenden Funktionen für das Schlucken. Eine **Gaumenplattenstimulation** fördert die aktive **Hinterzungenbewegung** nach oben an den Gaumen. Diese ‚**Stempelbewegung**' der Zunge wird mit der Zeit zunehmend ausgeprägter. Die Trink- und Esstherapie festigt zusätzlich das zu erzielende intraorale Schluckmuster.

Da das Schlucken ein **komplexer Bewegungsablauf** ist, bei dem verschiedene orofaziale Muskelgruppen aktiviert und koordiniert sein müssen, sind folgende orofaziale Leistungen vom Kind gefordert:

1. Aktivierter Zungengrundtonus
2. Aktivierter Wangentonus
3. Aktivierter Kieferschluss
4. Aktivierter Lippenschluss
5. Intraorale Zungenlage
6. Aktivierte Hinterzungenbewegung nach oben

Zusammenfassung

Ein häufig auftretendes orofaziales Symptom ist die Zungenlage zwischen den Lippen oder das Spielen mit der Zunge weit außerhalb des Mundes; begleitet wird dieses Merkmal von vermehrtem Speichelfluss („sabbern") des Kindes. Diese beiden Symptome schaffen ein äußerst ungünstiges allgemeines Erscheinungsbild des Kindes; es wird oft schon deswegen als ‚behindert' stigmatisiert. Mit Hilfe eines täglich durchzuführenden kurzen mundmotorischen Übungsprogramms, des Trainings der korrekten Zungenlage oben im Gaumen und der Verbesserung der Schluckbewegung können Kinder mit Down-Syndrom leichter zu einer altersgemäßen Gesichts- und Mundmotorik gelangen. Zudem wird die Zahnung beschleunigt, wenn die Zunge vom unteren Alveolarkamm zurückgezogen wird.

| Zur Stabilisierung der Atem-, Saug- und Schluckfunktionen

Die Behandlung von Atemstörungen

Hypotone Kinder sind zum Zeitpunkt der Geburt (oft noch bis einige Monate später) leider häufig **trinkschwache Babys,** die ihre ersten Erfahrungen mit der Nahrungsaufnahme über die **Magensonde** in der Klinik erleben müssen. Hinzu kommen Atemstörungen, die so genannten **Obstruktionen** oder sogar **schwere Atemnotsyndrome,** die Sauerstoffgaben, Schlaflabor- oder Monitorüberwachung notwendig machen. Bei eventuell hinzukommenden angeborenen Herzfehlern ist mit einer weiteren Entwicklungsverzögerung zu rechnen, bis sich der Gesundheitszustand des Kindes zu stabilisieren beginnt. Jedoch sind auch in diesem Fall frühe Hilfestellungen zur baldigen **Verbesserung der grundlegenden Atem- und Trinkfunktionen** wichtig. Diese ganz frühe Therapie gehört in die Hände geschulten logopädischen oder medizinischen Fachpersonals. Arbeitsplätze für Logopäden auf den Neonatologischen Abteilungen sind die Ausnahme, daher ist die Therapie leider oft nicht intensiv genug. So hoffe ich, Ihnen mit diesen therapeutisch-medizinischen Empfehlungen weiterhelfen zu können.

Obstruktionen als Entwicklungsbremse

Obstruktionen bedeuten **Verlegungen der Atemwege im Rachenraum** mit nachfolgenden Atemstaus oder -pausen. Bei den hypotonen Kindern sind diese Verlegungen durch die mangelnde Zungenspannung bedingt. Aufgrund der **schlaffen Zungengrundmuskulatur** rutscht die Zunge wie ein schwerer ‚Kloß' nach hinten/unten in den Rachenraum, so dass die Kinder weder Luft durch die Nase noch durch den Mund bekommen. Babys atmen spontan durch die Nase, was die Kinder mit Down-Syndrom zunächst auch versuchen; bekommen sie hier keine Luft, öffnen sie den Mund und probieren die **Mundatmung,** was häufig auch nur schlecht gelingt, hörbar am **Schnarchgeräusch** oder am **Zungenflattern.** Die Atmung des Kindes verflacht sich durch die Obstruktionen. Es findet kaum seinen **Atemrhythmus** und beim ersten Trinkenlernen aus dem Fläschchen sind die Obstruktionen wesentlich daran beteiligt, dass es dem Kind schwer fällt, den **Atem-Saug-Schluck-Ablauf** zu koordinieren. Beim Trinken symptomatisch sind seine **Atemnot** und sein **Verschlucken** von Speichel und Nahrung.

Obstruktionen sind also nicht zu unterschätzen. Oft sind diese anhand der **Atem-geräusche (Stridor)** gut hörbar, allerdings finden sich auch **stille Obstruktionen**, die am ehesten an der **Gesichtsfarbe** des Kindes (blass bis blau) und an seinen **Atemanstrengungen** zu erkennen sind. Liegt der Verdacht auf Obstruktionen vor, ist eine **Schlaflabor-Diagnostik** dieser Atemstörungen dringend anzuraten, um die Ausprägung der **Sättigungsabfälle** zu untersuchen und ggf. durch geeignete medizinisch-therapeutische Maßnahmen gegenzusteuern. Bei der so genannten **PSG (Polysomnographie)** werden nachts im Schlaflabor der Kinderklinik folgende Funktionen gemessen:

1. Nasaler Druck
2. Nasaler Fluss
3. Bauchatmung
4. Sauerstoffsättigung
5. Pulswelle
6. Elektrokardiogramm (EKG)

Obstruktionen treten vor allem bei **akuten Tonusabfällen** auf.
Beobachten Sie also Ihr Kind in folgenden Situationen: Im Schlaf, bei körperlichen Anstrengungen, bei Erschöpfung, bei Durst (wenn zu wenig Flüssigkeit im Kreislauf ist, fällt der Tonus ab).
Achten Sie bei möglichen Tonusabfällen auch auf seine Gesichtsfarbe und ob es ihm insbesondere morgens schwer fällt wach zu werden. Die orofazialen Symptome **verstärken** sich bei Obstruktionen häufig. Auch bei leichteren Atemwegsverle-gungen beginnt das Kind verstärkt mit der Zunge zwischen den Lippen zu spielen oder es streckt sie immer wieder rhythmisch mittig aus dem Mund heraus. Das Kind versucht sich zu helfen, indem es die Zunge weit nach vorne nimmt und über die Bewegungen Spannung in die Zunge bringt. Auf diesem Wege kommt es wieder zu einer besseren Atmung. Im Folgenden wird beschrieben, wie diese **frühen Kompensationsversuche mit Hilfe therapeutischer Griffe** aufgelöst und durch **physiologische orale Muste**r ersetzt werden, bevor sich die orofaziale Symptomatik verfestigen und es zu **Verkrampfungen im Mund- und Halsbereich** kommen kann.

Lagerungshilfen und Monitorüberwachung

Bei jedem Tonusabfall steigt das Risiko von Obstruktionen. Insbesondere bei **grip-palen Infekten** mit zugeschwollenen Nasenschleimhäuten schafft es das Kind nicht mehr, mit Hilfe der Nasenatmung die Obstruktionen aufzulösen. So findet es kaum zu einem Atemrhythmus und hat vor allem nachts viele **Atemstaus oder -aussetzer (Apnoen)**.

Günstige Lagerungshilfen bei Infekten

Erhöhen Sie das Kopfende des Bettes. Das Kind liegt in Rückenlage, so dass der Schleim abfließen kann. Mehrmaliges **nächtliches Inhalieren** mit Kochsalzlösung hilft zur Abschwellung der Schleimhäute; parallel zum Inhalieren ist eine **Mundbodenstimulation mit der elektrischen Zahnbürste** (s. S. 24) geeignet, den Zungengrundtonus wieder herzustellen, so dass das Kind wieder in seinen **Atemrhythmus** findet.

Hat das Kind auch ohne Infekt nächtliche Obstruktionen, bei denen die Zunge z.B. auffällig nach hinten ‚klappt', ist eine **stabile Seitenlage** oder eine **zeitweise Bauchlage** (unter Beobachtung) angezeigt, durch die die Zunge aufgrund der Schwerkraft wieder nach vorne orientiert wird.

Sehr hilfreich ist nachts auch das **Tragen von speziellen Gaumenplatten**, die die Zunge nach vorne orientieren und den **Schluckmechanismus** auslösen helfen (s. S. 49 Nachtplatten).

Falls sich die Obstruktionen durch die Hilfestellungen nicht auflösen lassen oder Ihr Kind auffallend blass oder gar bläulich erscheint, sollten Sie ein paar Nächte im Schlaflabor einer Kinderklinik in Kauf nehmen, um mit Hilfe einer **Monitor-**

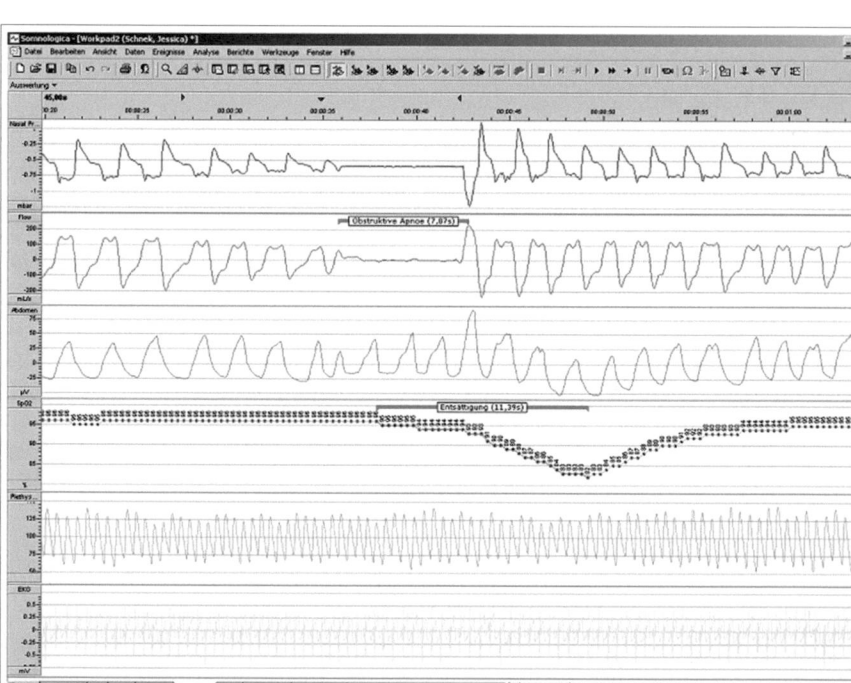

Abb. 3: Schlaflaborergebnisse (PSG) – Obstruktive Apnoe (8 sek.) mit anschließender Entsättigungsphase

30

überwachung die **Sättigungsabfälle** zu erkennen und ggf. über **Sauerstoffgaben** so lange zu überbrücken, bis sich der Zustand des Kindes wieder stabilisiert hat bzw. bis es durch das funktionelle Training gelernt hat, seine Zunge aktiv zu tonisieren. In der **Abb. 3** sind **obstruktive Apnoen** (Atemaussetzungen) mit **nachfolgenden Entsättigungen** gut zu erkennen.

Therapeutische Griffe zur Atemregulation und zur Tonisierung des Zungengrundes

Neben den nächtlichen Hilfen über die Lagerung sowie über die Gaumenplatte gibt es beim wachen Baby oder Kleinkind weitere gute Möglichkeiten, um die Zungenspannung zu steigern bzw. die Atmung des Kindes zu verbessern. Es ist möglich, die folgenden 3 Übungen einzeln oder hintereinander durchzuführen. Sollten diese therapeutisch-funktionalen Maßnahmen nicht ausreichen und kommt es weiterhin zu häufigen Sättigungsabfällen bei starken Verkrampfungen bzw. Einziehungen im Thoraxbereich, ist ggf. nach Rücksprache mit Ihrem Arzt eine Medikamentierung zur Lösung der Atemverkrampfungen angezeigt (z.B. Spasmomucosolvan s. Medikamentenliste S. 59).

1. Zungengrundtonisierung
Da bei den kleinen Kindern das Zungenbein und der Kehlkopf noch sehr nah beieinander liegen, ist es zuweilen möglich, dass bei den Obstruktionen der Zungengrund bis vor die Epiglottis am Kehlkopfeingang ‚rutscht' und es so zu Atemverlegungen kommt, die relativ weit hinten/unten am Halswinkel aufzulösen sind.

- **Tonisierung mit der elektrischen Zahnbürste**
  Die Zahnbürste wird von unten parallel zum Hals unter dem Unterkiefer nahe am Halswinkel an den Zungengrund herangeführt. Nun drückt der Korken unter dem Kinn mehrmals kurz hintereinander in die Zungengrundmuskulatur hinein, bis das Kind die Zunge aktiv vom Kehlkopf bzw. vom Rachen wegführt. Gut hörbar ist dies meist durch eine **vertiefte Einatmung**.
- **Tonisierung mit dem Zeigefinger**
  Bei starken Zungengrundverkrampfungen, bei denen unter dem Kinn ein muskulärer ‚Knoten' spürbar ist, braucht das Kind einen stärkeren taktilen Reiz, um die Stimulation wahrnehmen zu können. Mehrmals wird der Zeigefinger von unten in die verhärtete Zungengrundmuskulatur unter dem Kinn gedrückt, bis das Kind ebenfalls mit einem **Lösen der Obstruktion** und einer **vertieften Einatmung** reagiert. Wiederholen Sie die Stimulation ein paar Mal und legen Sie dann eine Pause ein. Bitte bedenken Sie, dass Kinder mit Down-Syndrom Zeit brauchen, um Reize wahrzunehmen und darauf zu reagieren.

2. ‚C-Griff' am Gesicht des Kindes

Nachdem Sie den Zungengrund tonisiert haben, können Sie den ‚C-Griff' am Gesicht des Kindes anwenden, am besten während Sie das Baby auf dem Arm halten und es Ihnen den Kopf nach oben zuwendet.

Der Daumen liegt dabei unter der Kinnspitze, der Zeigefinger und die übrigen Finger an der Stirn. Der Handkontakt an der Stirn vertieft die Atmung des Kindes und überträgt Ihren Atemrhythmus. Mit dem Daumen ziehen Sie das Kinn nach vorne und verbessern damit die Zungenlage im Mund, da die Zunge beim Unterkiefervorzug mit nach vorne kommt. Zusätzlich können Sie mit dem Daumen unter dem Kinn den Zungengrund zeitweise durch Druck tonisieren.

Danach bewirkt auch die Öffnung des Halswinkels eine Streckung der Zunge und die vollständige Auflösung der Obstruktionen, z.B. wenn das Kind den Kopf zu Ihrem Gesicht nach oben streckt.

Wichtige Ziele dieses Griffes sind:
- der Unterkiefervorzug
- die Zungengrundtonisierung
- der Kieferschluss
- der Lippenschluss
- die Atemregulation

3. Vibrationen am Brustbein

Abschließend liegt das Kind mit leicht erhöhtem Oberkörper vor Ihnen und Sie beginnen neben dem C-Griff der linken Hand mit der rechten das **Brustbein abzuklopfen** oder zu vibrieren. Die **Vibrationen** sind ebenfalls krampflösend und eutonisieren die Muskulatur. Günstig ist es hierbei noch, dass dabei eine **Nackenstreckung** erfolgt, das heißt eine leichte Kopfneigung hin zum Brustbein. Bitte beachten Sie, dass die Zunge trotz Lippenschlusses nicht zwischen den Zahndämmen liegt. So liegt die Zunge im Mund an ihrem Platz und es kann durch die Stimulation eher zu einem spontanen korrekten Schluckmuster kommen.

Zusammenfassung

Obstruktionen – leider oft zu spät oder gar nicht erkannt – wirken bei den Säuglingen und Kleinkindern mit Morbus Down wie eine **Bremse** für ihre frühe Entwicklung und für ihr Gedeihen. Schwere **Obstruktionen mit Sättigungsabfällen** im Schlaf werden durch **spezielle Lagerungen** und durch **logopädische Griffe** deutlich verringert, so dass die Kinder frühzeitig lernen zu ihrem Atemrhythmus zu finden, besser schlafen und sich insgesamt schneller weiterentwickeln.

Die Stabilisierung der Saug- und Schluckfunktionen

Trinkschwache Babys mit mangelnden orofazialen Reflexen und Neigung zu Obstruktionen sind meist überfordert, wenn sie die Milch gleich aus dem Fläschchen saugen sollen: Das Saugen funktioniert kaum und ist durch die Muskelschwäche noch zu anstrengend. Es kommt aufgrund **fehlender Koordination beim Atem-Saug-Schluckablauf** zu häufigem Verschlucken bis hin zur Trinkverweigerung. Mit Hilfe von **Übungen mit dem Fingerfeeder** und **eines Saugtrainings** wird das erste Fläschchentrinken vorbereitet.

Schlucktraining mit dem Fingerfeeder

Der **Fingerfeeder** (Abb. 4) besteht aus einer **Plastikspritze mit spitzem Aufsatz**. Zu Beginn des Schlucktrainings mit dem Fingerfeeder ist eine **1-mm-Spritze** ausreichend, um die **Tröpfchengaben in den Mund** mit Hilfe der Spritze ganz fein dosieren zu können, damit ein Verschlucken vermieden wird und das Baby zum Weiterüben motiviert ist. Später geht man zu **2-mm-**, dann zu **10-mm- bis 20-mm-Spritzen** über.

Legen Sie die Spitze des Fingerfeeders **mittig** in den Mund auf den **vorderen Zungenteil**. Meist regt dies schon die **Zungenschüsselbildung** an, die für das spätere **Saugen** wichtig ist. Falls die Zungenschüsselbildung noch zu wenig ausgeprägt ist, geben Sie mit der Spitze des Feeders oder mit Ihrem kleinen Finger leichten **Druck nach unten auf die Zungenmitte**. Gleichzeitig geben Sie langsam und dosiert **tröpfchenweise Nahrung** in die Mitte der Zungenschüssel. Das Baby beginnt dann, diese zu schlucken. Bei Obstruktionsneigung geben Sie mit dem Zeigefinger der anderen Hand unter dem Kinn **Druck auf den Zungenboden**, um diesen zu tonisieren.

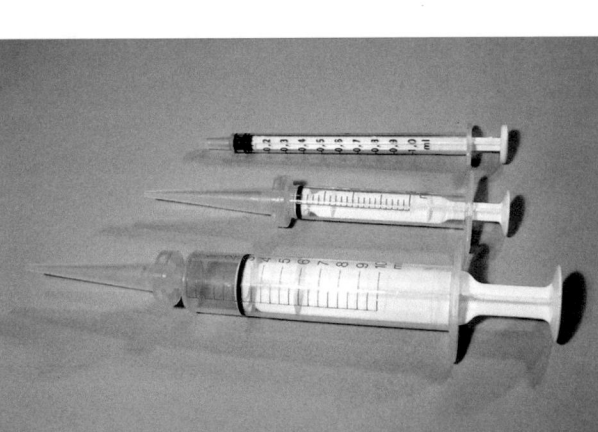

Abb. 4:
Fingerfeeder mit
drei verschiedenen
Spritzengrößen

Versuchen Sie mit Ihren Hilfestellungen und Griffen dem Kind einen **klaren Rhythmus** vorzugeben, so dass es mit der Zeit in einen **rhythmischen Ablauf** kommt, in dem ihm folgende Komponenten gelingen:

a) **Tonusaufbau des Zungengrundes** (hörbar an besserer Einatmung, da sich der hintere, schwere Teil der Zunge vom Rachen löst)
b) **Rhythmischer Wechsel von Nasenatmung und Schlucken der Nahrung**
c) **Zungenschüsselbildung**
d) **Rhythmisches Schlucken der Nahrung ohne Verschlucken**

Aufbau der Saugmuskulatur

Beherrscht das Kind das Schlucken von Nahrung mit dem Fingerfeeder gut, trainieren Sie als nächsten Schritt die **Saugmuskulatur ohne das Anbieten von Nahrung.** Geben Sie dazu dem Baby Ihren kleinen Finger mittig in den Mund und bewegen Sie ihn **rhythmisch nach vorne und nach hinten.** Mit der Zeit wird das Kind beginnen, daran zu saugen. Allmählich steigern Sie die **Stimulation mit dem kleinen Finger**, so dass dem Kind mit der Zeit **Länge und Stärke des Saugens** immer besser gelingen.
Ist der Tonus im Gesicht und an der Lippen- und Wangenmuskulatur insgesamt noch zu niedrig, führen Sie vor dem Saugtraining eine **vorsichtige Gesichtsmassage** durch, indem Sie die Wangen des Kindes zu den Mundwinkeln hin streichen (auch mit einem Gesichtsmassagegerät möglich s. Medikamentenliste S. 59) und anschließend mit Daumen und Zeigefinger die Oberlippe neben dem Filtrum nach vorne ausstreichen. Durch den danach erhöhten Tonus ist der **Saugreflex leichter auslösbar.** Trinkschwache Kinder zeigen oft erst nach einer Gesichtsstimulation ein **Suchverhalten**, indem sie den Kopf drehen, einen **Schnütchenansatz** machen oder den Mund weit auf ‚sperren'. Nutzen Sie die beginnenden **orofazialen Reflexe zur Anbahnung der Trinkbewegungen.**

Anbahnung des Atem-Saug-Schluckablaufes beim ersten Trinken aus dem Fläschchen

Erst wenn das Baby die *Koordination von Atmen und Schlucken* beim Füttern mit dem Fingerfeeder beherrscht und ihm längere, isolierte **kräftige Saugbewegungen** gelingen, bieten Sie ihm das **erste Fläschchen** an.

Folgende Lernleistungen hat das Kind hierbei mit der Zeit zu bewältigen:

a) **Rhythmisches Schlucken der Nahrung ohne Verschlucken**
b) **Rhythmischer Wechsel von Nasenatmung und Schlucken der Nahrung**
c) **Ausreichender Kieferschluss beim Trinken**
d) **Ausreichender Lippenschluss beim Trinken**
e) **Steuerung der Flüssigkeit beim Schlucken in die Speiseröhre**

Bei **mangelndem Kieferschluss** benötigt das Kind eine leichte Hilfestellung unter dem Kinn (s. S. 37ff Trinken aus dem Fläschchen). Geben Sie bei diesem Griff unter dem Kinn einen Trinkrhythmus vor, so kommt es leichter in den **Atem-Saug- und Schluckablauf.**
Ist der **Lippentonus** noch zu niedrig, so dass Milch aus dem Mund läuft, bauen Sie die Lippenspannung mit der Zeit beim Fläschchentrinken so auf, dass Sie den Sauger immer wieder kurz leicht nach außen ziehen, so dass das Baby durch **Zug – Gegenzug** die Muskulatur des M. orbis kräftigen kann. Geben Sie jedoch immer nur so viel **Zug am Sauger**, wie das Kind gerade noch halten kann. Zudem lässt sich die **Saugerstärke** mit der Zeit steigern (z.B. von Latex- zum Kautschuksauger), falls ein **Saugerwechsel** toleriert wird.
Kommt es zu schnorchelnden Geräuschen beim Trinken aus dem Fläschchen, halten Sie das Kind etwas aufrechter und das Fläschchen steiler, leicht zur Stirn des Babys hin geneigt. Ursache des Geräusches ist meist, dass Trinkflüssigkeit beim Schlucken nach oben in den Nasenraum gelangt. Mit dieser Hilfestellung ermöglichen Sie eine bessere **Koordination des velopharyngealen Abschlusses.** Vielen Babys mit Down-Syndrom fällt gerade die **Nasenatmung parallel zum Fläschchentrinken** schwer, weil hierbei ein motorischer Wechsel von offenem (Nasenatmung) und geschlossenem (Schlucken von Nahrung) **Nasen-Rachen-Raum** durch das Gaumensegel und durch eine korrekte Zungenlage erforderlich ist.

Zusammenfassung
Bis dem Kind das Trinken aus dem Fläschchen gelingen kann, ist ein **kleinschrittiges therapeutisches Vorgehen** notwendig. Stimulierte orofaziale Reflexe leiten das Baby zu den schwierigen motorischen Abläufen bei der **ersten Nahrungsaufnahme.** Zunächst wird mit dem **Fingerfeeder** nur die **Koordination von Schlucken und Atmung** beim Trinken eingeübt, anschließend das **Saugen separat trainiert** und erst zum Schluss wird – nachdem die einzelnen Komponenten automatisiert sind – zum komplexen **Atem-Saug-Schluckablauf** beim Trinken aus dem **Fläschchen** übergegangen.

| Das Trink- und Esstraining

Trinken aus dem Fläschchen

Fehlen Ihrem Kind noch grundsätzliche motorische Fähigkeiten für das Trinken aus dem Fläschchen oder hat es noch eine Magensonde, dann lesen Sie dazu bitte zunächst das **Kapitel zur Stabilisierung der Atem-, Saug- und Schluckfunktionen**.

Die so genannten ‚**Playtex-Flaschen**', ein aus den USA in Deutschland eingeführtes Fläschchen-System, sind im ersten Lebensjahr für die Kinder ideal. Die Sauger sind flach, so dass die Lippen mit gutem Kontakt bzw. mit leichtem Widerstand am Sauger anliegen; dies fördert den **Mundschluss** beim Trinken durch die **verbesserte Wahrnehmung** der Lippen. Zudem bietet dieses System neben festeren Plastikbechern Tüten zum Einlegen in die Fläschchen an. Diese Tüten sind für zunächst **saugschwache Babys** hilfreich. Ein leichter Druck auf die Tüte erleichtert dem Kind die Milchentnahme aus dem Sauger.

Fläschchentrinken in verschiedenen Körperhaltungen

Wegen der **mangelnden Kopf- und Rumpfkontrolle** ist das **Trinken im Liegen** für das Baby zunächst am einfachsten; in dieser Position kann es sich ausschließlich auf die **Koordination der Trinkmotorik** und auf Ihre Hilfestellungen konzentrieren. Da Sie zu Beginn beide Hände für die Griffe und für das Halten des Fläschchens benötigen, legen Sie Ihr Baby auf ein Kissen auf Ihre Knie mit dem Kopf gegenüber und stellen Sie Ihre Füße dabei auf einen kleinen Hocker. Sobald sich der **Gesamtkörpertonus** verbessert, bietet sich das **halbschräge Trinken auf dem Arm** an, wobei Ihr Unterarm den Kopf und den Rumpf noch stützen hilft. Später ist eine **sitzende Position** anzustreben, zunächst auf dem Schoß, später aufrecht im Stühlchen. So lernt das Kind **schrittweise**, gleichzeitig den **Kopf- und Rumpftonus zu stabilisieren** und die **Mundmotorik beim Trinken** zu koordinieren.
Sind Sie Rechtshänder, halten Sie das Fläschchen mit der linken Hand zum Kind und geben Sie mit der rechten Hand die unterstützenden Griffe (bei Linkshändern umgekehrt).

Grundsätzliche Hilfestellungen beim Trinken aus dem Fläschchen

- **Zeigefinger unter dem Kinn** Das Kind trinkt schon recht gut und benötigt nur für seinen Kieferschluss noch etwas Unterstützung.
- **Zeigefinger unter dem Kinn mit gelegentlichem leichtem Druck am Mundboden** Das Kind hat mit dem Kieferschluss und mit dem regelmäßigen Schluckreflex beim Trinken noch Schwierigkeiten (viel Milch läuft an den Mundwinkeln heraus). Der Druck am Mundboden tonisiert die Zunge, damit wird der Schluckreflex besser ausgelöst.
- **Zeigefinger unter der Kinnspitze und Zug des Unterkiefers nach vorne; dann Zeigefinger unter dem Kinn mit regelmäßigem Druck am Mundboden** Die Zunge des Kindes ist bei Trinkbeginn noch außerhalb des Mundes; durch den Zug des Unterkiefers nach vorne bewirken Sie zunächst eine intraorale Zungenlage; die Ablaufkoordination beim Saugen und Schlucken ist noch unrhythmisch, diese unterstützen Sie mit dem Druck unter dem Kinn und geben dem Kind damit einen Saug-Schluck-Rhythmus vor.
- **Zeigefinger an der Unterlippe** Neigt das Kind dazu, die Zunge beim Trinken zu weit nach vorne auf die Unterlippe zu legen, dann geben Sie mit dem Zeige- oder dem kleinen Finger der anderen Hand etwas Gegendruck am Kinn des Kindes unterhalb der Unterlippe. So regen Sie die Aktivität des Kinnmuskels (M. mentalis) an und kräftigen die Unterlippe; damit schaffen Sie der nach vorne strebenden Zunge einen Gegenhalt.

Trinken aus dem Becher

So früh wie möglich, am besten bereits **ab dem 7. Lebensmonat**, ist parallel zum Trinken aus dem Fläschchen und zur **Flüssigkeitsabnahme vom Löffel das Trinken aus dem Becher** einzutrainieren. Dazu lässt sich ein **konisch zugeschnittener Plastikbecher** so vorbereiten, dass er zur Einsicht auf einer Seite **halbkreisförmig eingeschnitten** wird. Eine **kleine Kaffeetasse mit dünnem Rand** ist jedoch auch gut für das Trinktraining geeignet. Ihr Kind sitzt vor Ihnen auf dem Schoß oder Ihnen gegenüber aufrecht im Stühlchen:

- Füllen Sie die Tasse halb voll.
- Legen Sie den Tassenrand auf die Unterlippe des Kindes. Beachten Sie, dass die Zunge nicht zwischen Unterlippe und Tassenrand, sondern am besten im Mund liegt.
- Kippen Sie die Tasse anschließend nach oben, bis die Oberlippe des Kindes die Flüssigkeit berührt und leicht an ihr zu nippen beginnt.
- Setzen Sie die Tasse wieder ab und geben Sie gleichzeitig mit dem kleinen Finger der Hand, die die Tasse hält, Hilfestellungen beim Mundschluss (Kiefer-

griff unter der Kinnspitze) und kontrollieren Sie das Schlucken der Flüssigkeit (leichter Druck des kleinen Fingers von unten in den Mundboden).

Anbahnung der Kaubewegungen

Hier habe ich Ihnen ein **kurzes Übungsprogramm** zusammengestellt, mit dem Sie Ihrem Kind die **Kaubewegungen** vertraut machen und die **Eigenwahrnehmung für seinen Mundraum** verbessern helfen. Die Übungen können Sie einzeln ausführen oder in der vorgegebenen Abfolge, am besten **vor dem Mittag- oder Abendessen**. Der ideale Zeitpunkt für die Anbahnung der Kaubewegungen mit Hilfe des Übungsprogramms ist etwa ab dem 7.-8. Lebensmonat, wenn Ihr Kind mit der **Nahrungsaufnahme von gröberer Breikost** beginnt. Für das Übungsprogramm benötigen Sie folgendes Stimulationsmaterial (s. Abb. 5).

- kleiner und großer Nuk Putztrainer
- dendemed Fingerputzer
- Latexhandschuh mit Apfelstückchen

Drei Übungen zur Anbahnung der Kaubewegungen

1. **Übung mit dem kleinen und großen Nuk Putztrainer zur Sensibilisierung der Wangentaschen und zur Aktivierung der Seitwärtsbewegungen der Zunge**
Der Putztrainer wird zunächst in der Mitte des Mundes eingeführt und dann erst zur Seite in die Wangentasche gebracht. Hier streicht der Putztrainer von oben nach unten die Wangentasche aus. Die Borsten des Putztrainers zeigen dabei zur Zunge

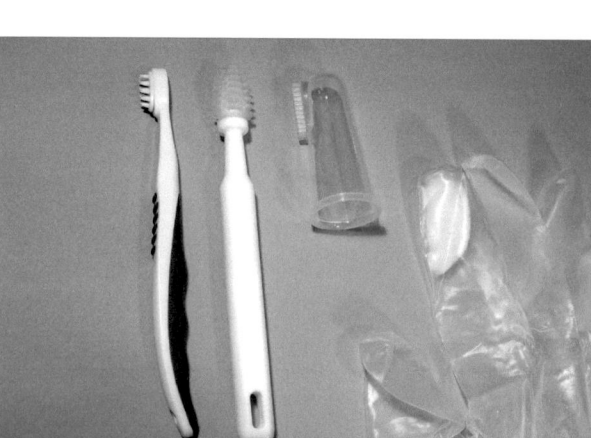

**Abb. 5:
Material zur An-
bahnung der
Kaubewegungen**

38

und aktivieren so die seitlichen Zungenbewegungen (**Lateralisierung**). Nachdem beide **Wangentaschen sensibilisiert** worden sind, zieht man den Putztrainer von der Mitte des Mundes aus wieder heraus. Beginnen Sie den ersten Durchlauf mit dem kleineren Putztrainer, bei dem die glatte Seite Richtung Wangentasche zeigt. Im zweiten Durchlauf, der von der Abfolge der Übung her gleich ist, wechseln Sie zum größeren Putztrainer, der rundum Borsten hat. Damit wird die Stimulation erneut erhöht. Diese Übung ist auch bei **bestehender Zungendiastase** sehr gut anwendbar. Ein gutes Training der Seitwärtsbewegungen der Zunge kräftigt die Zungenmuskulatur, was zu einer Abschwächung der Diastase und zu einer **flacheren Gaumenentwicklung** beitragen kann. Bei bestehen bleibender ‚W'-Form des Gaumens kann es später zu einer störenden Ansammlung von Essensresten im Gaumen kommen.

2. Übung mit dem Fingerputzer zur Sensibilisierung der Zahndämme
Der Fingerputzer ist in der Apotheke erhältlich. Er besteht aus einem Gummiteil, das über den Zeigefinger gezogen wird, und einer in den Gummi eingelassenen kleinen Bürste, die am vorderen Teil angebracht ist.
Diese Übung erleichtert dem Kind die **Orientierung im Mundraum** und verbessert seine **Wahrnehmung für die Alveolarkämme** (Zahndämme). Ziehen Sie den Fingerputzer über den Zeigefinger und führen Sie ihn in der Mitte des Mundes ein. Beginnen Sie vorne/unten in der Mitte des Alveolarkammes mit leichtem kreisenden Druck über den Zahndamm zu massieren. So führen Sie die Massage zuerst nach der einen Seite bis hinten zum Ende des Zahndammes, danach auf der anderen Seite bis zum Ende des Zahndammes durch. Dann ziehen Sie den Fingerputzer in der Mitte des Mundes wieder heraus, warten den Mundschluss ab und helfen eventuell beim Nachschlucken des durch die Massage angeregten Speichels. Diese Übungsabfolge wiederholen Sie anschließend am oberen Zahndamm und schließen ebenfalls mit einem Mundschluss und einem **korrekten intraoralen Schluckmuster ab** (s. auch im Kapitel: Regulation der orofazialen Symptomatik zum Training des intraoralen Schluckmusters).

3. Übung mit dem Latexhandschuh zum Training der Kaubewegungen
Diese Übung stellt die schwierigste der drei Übungen zum Kauen dar. Am besten trainieren Sie diesen Teil erst, wenn Ihr Kind bereits an gröbere Breikost gewöhnt ist und schon vereinzelt spontane Kaubewegungen beginnt.
In den Zeigefinger des Latexhandschuhs führen Sie ein Apfelstückchen ein, das etwa die Hälfte des Zeigefingers ausfüllt (etwa 1/8 Apfel). Führen Sie den aufgefüllten Handschuhzeigefinger in die Mitte des Mundes ein und schieben Sie ihn dann zu einer Seite **zwischen die Zahndämme** des Kindes. Geben Sie beim **Eintrainieren der Kaubewegungen** auf den Apfel zunächst von außen am Kiefer Hilfestellungen, die Sie später wieder verringern können, wenn Ihr Kind die **Aktivität für die Kaubewegungen** übernimmt. Führen Sie das Apfelstück in der

Mitte des Mundes heraus und stimulieren Sie den Mundschluss und das korrekte Schlucken. Verfahren Sie auf der anderen Seite ebenso. Der Handschuh verhindert ein Verschlucken der Apfelstücke; neben Latex ist der Fingerputzer mit Apfelstück geeignet oder ein Mullverband, der den Apfel gut umschließt.

Sobald Ihr Kind beginnt, aktiv Kaubewegungen durchzuführen, können Sie die o.g. Übung mit längeren Nahrungsstücken (kleine Karotte, Brezelstück) von der Schwierigkeit her steigern. Sie halten dabei das Essen fest und das Kind lernt neben dem Kauen noch zusätzlich das Einspeicheln von Nahrung.

Zusammenfassung
Die für das Kauen wichtigen Seitwärtsbewegungen der Zunge sind für die allermeisten Kinder mit Down-Syndrom schwierig auszuführen. Beim Kauen schiebt die Zunge das Essen zu den Seiten nach rechts und links zwischen die Backenzähne. Zudem sollte die Zunge auch bis in die Wangentaschen gelangen, um dort Essensreste herauszuholen. Der Speisebrei wird dann auf den hinteren Zungenteil transportiert und mit einer Aufwärtsbewegung der Zunge nach hinten/oben gedrückt, was den Schluckmechanismus auslöst.

Essen vom Löffel

Spätestens **ab dem 4. Lebensmonat** sollten Sie mit dem **Breifüttern** beginnen, da jedes therapeutisch unterstützte Essen vom Löffel die **Mundmotorik** trainiert. Gröbere Breiformen lassen sich bereits ab dem 6. Lebensmonat einführen, um das Kauen anzuregen und vorzubereiten. Frühes Kauen hat ebenfalls einen positiven Effekt auf die Zahnentwicklung. Günstig ist beim Esstraining vom Löffel eine **aufrechte Sitzposition** – falls möglich, schon im Baby-Stühlchen oder auf Ihrem Schoß mit dem Rücken an Sie angelehnt.

Grundsätzliche Hilfestellungen beim Essen

- **Löffelführung:** Führen Sie den Löffel immer mittig ein und aus. Geben Sie mit dem Löffel **etwas Druck nach unten auf die Zungenmitte** und streifen Sie ihn beim **Herausnehmen an der Oberlippe** ab. Ziele sind zum einen, einen Gegendruck der Zunge nach oben aufzubauen, um damit die **Aufwärtsbewegung der Zunge** zu trainieren, sowie zum anderen eine **Sensibilisierung der Oberlippe** und damit ein **verbesserter Mundschluss**.

- **Kieferkontrolle:** Bei **mangelndem Kieferschluss** kann man gelegentlich mit dem Zeigefinger unter der Kinnspitze etwas nach oben helfen, so dass das Essen nicht vor dem Schlucken wieder aus dem Mund läuft und gleichzeitig ein besserer Kieferschluss trainiert wird.
- **Schluckstimulation:** Da der Schluckreflex noch verzögert sein kann, ist zuweilen auch eine **Mundbodenstimulation** mit dem Zeigefinger erforderlich, um die **Schluckwelle** auszulösen. Sobald das Essen im Mund auf der Zungenmitte ist, rollen Sie den Zeigefinger unter dem Kinn von vorne nach hinten, nachdem Sie den Löffel aus dem Mund gezogen haben und Sie bemerken, dass das Kind das Essen im Mund ,sammelt' anstatt zu schlucken.

Zusammenfassung

Viele Kinder haben zunächst **Umstellungsschwierigkeiten** von der gewohnten Saugbewegung beim Fläschchentrinken auf das Abnehmen der Nahrung vom Löffel mit den Lippen. Daher werden bei den ersten **Essversuchen mit Brei** häufig noch ein Zungenstoßen nach vorne oder Saugbewegungen zu beobachten sein. Mit der Zeit lernt das Kind, die verschiedenen **Koordinationsleistungen beim Trinken und Essen** zu unterscheiden und passt sich mit der orofazialen Motorik zunehmend der Nahrung an. Gelingt das Essen vom Löffel immer besser, so dass die Zunge im Mund bleibt und der Mundschluss sich häufiger zeigt, können Sie die Hilfestellungen beim Essen nach und nach beenden.

Selbstständiges Essen

Sobald es Ihrem Kind möglich ist, den Löffel selbst zu halten, geben Sie ihm ausreichend Gelegenheit dazu, das **Essen mit dem eigenen Löffel** zu erproben. Dies schult die **Augen-Hand-Koordination**, die **Fein- und die Mundmotorik**. Zur Illustration führe ich Ihnen im Folgenden ein Fallbeispiel an, das 1997 in der Zeitschrift der Bobath-Therapeuten erschienen ist:

„Sarina ist zwei Jahre alt und hat ein Down-Syndrom. Die Mutter kommt mit Sarina zur Beratung, weil Sarina sich wenig aus Essen macht. Sie läuft im ganzen Zimmer umher, wenn die Mutter sie füttern will. Alles andere ist interessanter als Essen und Trinken. Die Mutter wiederum rennt Sarina mit dem Essen hinterher. [...] Die Mutter versucht (am Tisch) Sarina Brei aus dem Gläschen zu füttern. Sarina dreht sich auf dem Stuhl um, steht vom Stuhl auf und kniet sich hin, während sie immer wieder neugierig auf das Glas und den Löffel schaut. Ab und zu versucht sie, nach dem Löffel oder dem Glas zu greifen, was die Mutter übersieht. [...] Die Situation verändert sich, als Sarina blitzschnell in einem geeigneten Moment den Löffel ergreift, etwas Brei auf den Löffel nimmt, ihn zum Mund führt und den Brei ohne Kleckern schluckt. Die Mutter ist genauso überrascht wie Sarina selbst. [...] Sichtbare und hörbare Begeisterung auf Seiten des Kindes und auf Seiten der Mutter. Die Mutter lobt und bestärkt das Tun ihrer Tochter und Sarina löffelt noch einige Male eifrig mit großer Motivation weiter. [...] Für Sarina war es zuvor eine große Unterforderung ihrer Fähigkeiten: die Nahrungsaufnahme war ihr zu langweilig. Erst als sie selbst aktiv werden durfte, wurde die Nahrungsaufnahme spannend und war in einen fruchtbaren Dialog eingebettet."

Zusammenfassung

Das Essen vom eigenen Löffel ist ein wichtiger Schritt in Richtung Selbstständigkeit. Das Kind erfährt Erfolgserlebnisse, die es motivieren weiterzulernen. Unterstützen Sie alle seine Versuche bei der Nahrungsaufnahme selbst aktiv zu werden.

Mimik und Kontaktverhalten

Was macht den typischen Gesichtsausdruck von Kindern mit Down-Syndrom aus und wie kommt es, dass dieser plötzlich so stark wechseln kann, dass das Kind nicht mehr ‚behindert' wirkt? Tatsächlich ist es möglich, durch eine frühe logopädische Behandlung den **Gesichtsausdruck gezielt positiv** zu beeinflussen. Betrachten Sie sich zunächst das Foto zur **‚hängenden' Mimik**, auf dem eine ausgeprägte **Hypotonie der Gesichtsmuskulatur** erkennbar ist; meist ist der Mund noch weit geöffnet und die Zunge fällt nach vorne aus dem Mund heraus. Ist die Mimik so schlaff, hat dies für das Kind eine **mangelnde Tiefensensibilität im Gesichts- und Mundraum** zur Folge. Es ‚spürt' sich schlechter und kann daher kaum sensomotorisch gegensteuern, um diesen Zustand zu verändern. **Tonus steigernde Übungen** verbessern die Tiefenwahrnehmung und die orofazialen sensomotorischen Prozesse: z.B. wird durch Vibrationen im Gesicht mit einem Gesichtsmassagegerät (s. S. 59 Materialliste), Abklopfen der Wangen, Ausstreichen der Oberlippe und der Wangen zu den Mundwinkeln hin der Tonus der mimischen Muskulatur erhöht. **Aktivierende Übungen** mit dem Kind auf dem Arm auf gleicher Gesichtshöhe (s. Foto zur ausdrucksvollen Mimik) verbessern die **Zugewandtheit**, die **Kopf- und Rumpfkontrolle**, die **Koordination des Blickkontaktes**, das **soziale Lächeln** und den **emotionalen Ausdruck**. So ist es auch möglich, im **sozialen Kontakt**

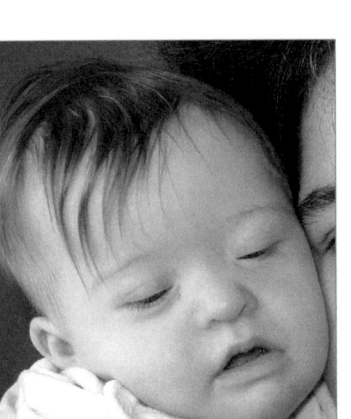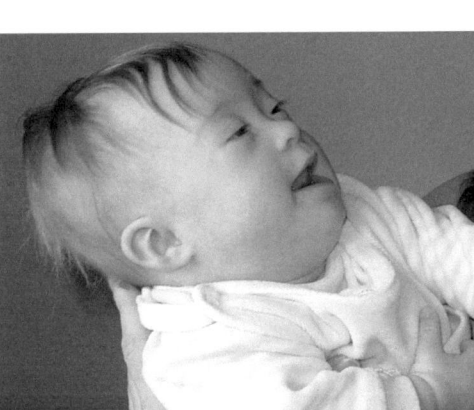

Abb. 6 und 7: Mimischer Ausdruck – hängende vs. ausdrucksvolle Mimik

mit häufigen sich wiederholenden **Ritualen** (stimmliche Frage-Antwort-Spiele; Kuckuck-Spiele; Kitzeln und Zulächeln u.Ä.) den **gespannten Gesichtsausdruck** zu fördern.

Förderung der Dialogfähigkeit

Bereits im Baby- und Kleinkindalter möchte das Kind **interagieren**, das heißt zu einem **befriedigenden Wechselspiel** zwischen Aktion und Reaktion kommen. Das Kind möchte 'etwas bewirken' und sich dadurch besser wahrnehmen lernen. Gleichzeitig erfährt es **Erfolgserlebnisse**, wenn es seinerseits eine Reaktion beim Gegenüber hervorrufen kann. Es geht somit schon hier um die **Förderung der Dialogfähigkeit**, um das Spiel von **Frage und Antwort**.

- **Wie reagieren Sie als Eltern auf den Blick, die Mimik, die stimmlichen Äußerungen Ihres Kindes?**
- **Auf welche Art und Weise regen Sie Ihrerseits bei ihm Reaktionen an?**
- **Trauen Sie Ihrem 'behinderten' Kind eine Interaktion zu?**

Wenn Sie sich auf **erste Dialoge** mit ihm einlassen, werden Sie bald erfahren, wie genau es Sie beobachten kann und wie viel es von Ihren Aktionen/Reaktionen emotional und kognitiv mitbekommt. Unterschätzen Sie Ihr Kind bezüglich seiner Dialogfähigkeit, wird es weniger **expressives Verhalten** zeigen. Nur wenn Sie auf die Aktionsversuche Ihres Kindes eingehen, verstärken Sie seine **Mimik**, seine **stimmlichen Äußerungen** und sein **Kontaktverhalten**.

Stimmliche Äußerungen und Imitationsversuche

Viele Babys mit Morbus Down 'melden' sich kaum stimmlich. Die **Häufigkeit des Schreiens** kann jedoch nach verhaltenstherapeutischen Prinzipien verstärkt werden. Werden sie von Geburt an nach einem bestimmten festen Zeitplan gefüttert, bekommen sie keine Gelegenheit, ihren Hunger zu spüren und sich zu 'melden'. Die **Wahrnehmung für das Hungergefühl** ist bei diesen Kindern herabgesetzt. Das bedeutet, die Babys bemerken tatsächlich erst nach einem **längeren Zeitabschnitt ohne Nahrung**, dass sie Hunger haben. Wenn Sie das Fläschchen zu früh geben, hat es keine Veranlassung mehr, sich zu melden. Bei ausreichend kräftigen Babys können Sie also ruhig einmal gelassen einen **vorsichtigen 'Hungerversuch'** starten, indem Sie es länger auf sein Fläschchen warten lassen, bis es beginnt, sich zu melden. Was die **Länge des Schreiens anbelangt**, ist es gut möglich, dass die hypotonen Babys weniger lang und auch leiser schreien. Hier können Sie das Kind allmählich an ein längeres Schreien hinführen, um seine **Atem- und Stimmfunktionen** zu kräftigen, indem Sie die Wartezeiten auf das Fläschchen schrittweise verlängern. Überfordern Sie es jedoch nicht und gehen Sie **konsequent kleinschrittig** vor, so dass sich das Kind beim Schreien und Warten auf sein Fläschchen nicht erschöpft.

Die **ersten stimmlichen Äußerungen** des Babys sind meist ein **Echo** auf das, was es gehört und wahrgenommen hat. Beobachten Sie genau, was es versucht, Ihnen mitzuteilen oder wie es ,mit sich selber' spricht und **imitieren** Sie seine Stimme. Zunächst sind **lang gezogene Vokale** erkennbar, dann bereits erste **kleine Lautverbindungen (Silben). Spiegeln** Sie dem Kind immer wieder seine lautlichen Äußerungen zurück, Sie können diese auch leicht variieren oder verlängern. Warten Sie dann die Reaktion des Kindes ab. So regen Sie das Baby zu **vermehrten Stimmproduktionen** an. Wenn Sie besonders aufmerksam sind, werden Sie sogar gelegentlich bereits **Imitationsversuche Ihrer vorgegebenen Sprech- oder Liedmelodien** beobachten können.

Funktionale und soziale Verstärkung der Lallansätze

Oft stagniert die frühe Sprachentwicklung von Kindern mit Down-Syndrom nach dem ersten Lebenshalbjahr. Die Kinder bleiben beim Vokalisieren und beim Bilden von lang gezogenen Vokalen. Was ihnen schwer fällt, ist der **Entwicklungssprung zur Silbe.** Dazu benötigen sie die Konsonanten, das heißt fein abgestimmte Zungen-, Lippen- und Wangenbewegungen, die den Luft- bzw. Stimmstrom in Silben teilen. So ist es Aufgabe der LogopädInnen und Eltern, die Kinder zum Lallen zu aktivieren.

Anhand der im Folgenden beschriebenen Übungen können sich die Kinder mit der Zeit die Eindrücke der auditiven und kinästhetischen Wahrnehmungen beim Lallen einprägen: Sie sammeln ,Lallerfahrungen' und lernen, eigene lautliche Äußerungen akustisch, später auch kinästhetisch zu kontrollieren und gelangen dadurch zur **Imitation von Sprache.**

Übungen zur Sammlung von Lallerfahrungen

● **Die Förderung der Lallfreude**
Zur **Förderung der Lallfreude** können **Vibrationsübungen** eingesetzt werden, bei denen das Kind auf dem Rücken liegt, während man es mit den Händen auf dem Brustkorb auf die Ausatmung vibriert. Die LogopädIn/die Eltern bilden dazu zunächst **lang gezogene Vokale.** Nach einiger Übungszeit beginnt das Kind während der Vibration mitzuphonieren. Alle Lautäußerungen, auch diejenigen, die es während der mundmotorischen Stimulation hervorbringt, sind **sofort zu imitieren:** Halten

Sie dem Kind einen ‚akustischen Spiegel' seiner Laute vor. Dabei kann es auch nützlich sein, diese Laute dem Kind direkt ins Ohr zu sprechen und es gleichzeitig die Laute am Hals des Erwachsenen spüren zu lassen. Die beschriebene Vorgehensweise bedeutet eine **positive Verstärkung der kindlichen Lalläußerungen.**

● **Die Imitation von Mundbewegungen**
Kinder, die gut und aufmerksam auf den Mund des Gegenübers schauen, können sich die Lippen- und Zungenbewegungen durch **Ablesen vom Mund** einprägen und lernen dadurch sie zu imitieren. Üben Sie mit dem Kind als **pantomimisches Vorbild ohne Stimme** die raschen motorischen Tonuswechsel bei der Bildung von Konsonanten und Silbenketten:

P-P-P, T-T-T, K-K-K
Pa-Pa-Pa, To-To-To, Ke-Ke-Ke usw.

Erst langsam, dann steigern Sie das vorgegebene Tempo. Bleiben Sie mit Ihrem Gesicht nahe an dem des Kindes, so dass es Gelegenheit bekommt, den Blickkontakt zu halten und gut auf Ihren Mund zu schauen.

● **Die Steigerung der kinästhetischen Erfahrungen am Mund mit Hilfe gezielter Griffe**
Die Laute, die das Kind während der Vibrationsübungen hervorbringt, lassen sich variieren. Dazu werden im orofazialen Bereich **manuelle Manipulationen** durchgeführt: Zum Beispiel werden beim lang gezogenen Vokal manuelle Hilfen zu einem **intermittierenden Mundschluss** gegeben, so dass **bilabiale Lautketten** entstehen können (ma-ma-ma, ba-ba-ba u.Ä.). Ein leichtes **Antippen der Zungenspitze** lässt l- oder d-ähnliche Laute hervorrufen. Eine **Mundbodenstimulation** kann während der Phonation des Kindes Laute der hinteren Artikulationszone, insbesondere k- und g-ähnliche Laute, provozieren.

Zur Förderung des Sprachverständnisses

Zwischen dem **8. und 12. Lebensmonat** beginnen kleine Kinder im Allgemeinen besser zu verstehen, bevor das aktive Sprechen mit dem Ein-Wort-Satz-Stadium erfolgt. Da bei Kindern mit Down-Syndrom oft eine **Sprachentwicklungsverzögerung** besteht, ist es notwendig, seine **Kompetenzen bezüglich der Aufnahme, Analyse und Verarbeitung gehörter Sprache früh** zu erweitern und zu schulen.
Es erscheint nämlich häufig so, dass die Kinder Sprache schwer verstehen, da ihre Reaktionen nicht gleich erfolgen. Meistens sind diese Reaktionen jedoch nur **verlangsamt oder zeitversetzt:** Geben Sie ihm also Zeit zu reagieren! Wenn es Ihnen zeigen kann, dass es Sie verstanden hat, erfährt es ein **Erfolgserlebnis**

und wird sich mit der Zeit darin üben, noch aufmerksamer für Sprache zu sein und immer schneller zu reagieren. Zur Verbesserung der Sprachverarbeitung sind ebenso **sprachliche Wiederholungen** von Bedeutung. Mit Hilfe Ihrer **Pausen und Wiederholungen** beim Sprechen geben Sie Ihrem Kind Gelegenheit, mit der Zeit immer besser und zügiger zu verstehen und zu reagieren.

Zusammenfassung
Das **Lallen** ist die **Basis für den frühen Spracherwerb.** Die Lallerfahrungen bilden die Grundlage für die spätere **sprechmotorische Geschicklichkeit** bzw. für das **Erüben des auditiven und kinästhetischen Feedbacks.** Erst nach der Aktivierung des ‚**intrapersonalen Hörkreises**' entwickeln die Kinder ein **kinästhetisches Kontrollsystem.** Nach der Periode der Aktivierung des Eigenhörens kann die Aufmerksamkeit des Kindes auch auf fremde Lautäußerungen gelenkt werden. So baut es mit der Zeit den ‚**interpersonalen Kommunikationskreis**' auf, in dem das Wahrnehmen, Verarbeiten und Verstehen von verbaler Information zunehmend an Bedeutung gewinnt.

| Die Behandlung mit den Gaumenplatten

Welche Platte braucht mein Kind?

Gaumenplatte aus festem Acryl (Abb. 8)
Die herkömmliche Gaumenplatte besteht aus **festem Acryl**, üblicherweise mit einem **ovalen Stimulationsknopf im hinteren Plattenteil**. Nachteil der Platte ist, dass sie den Gaumen nicht abbildet, so dass die Orientierung im Mund am eigenen Gaumen erschwert ist. Zudem können sich aufgesetzte Teile lösen und es besteht Aspirationsgefahr.

Gaumenplatte aus weichem Kunststoff (Ethylen-Vinylacetat) mit Hohlzylinder (Abb. 9)
Dieses Stimulationsgerät, die so genannte „**Orale Stimulationsplatte**" (OSP), hat gegenüber der Acrylplatte deutliche Vorteile. Die OSP wurde auf der **Grundlage der Gaumenplatte nach Rodolfo Castillo-Morales** weiterentwickelt und besteht aus dünnem, weichem Material, das den Gaumen abbildet. Der **quer ovale Hohl-**

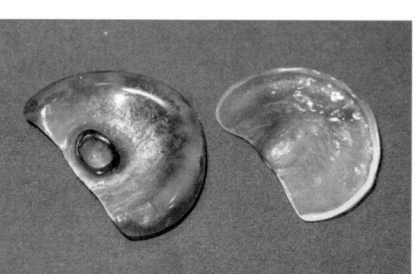

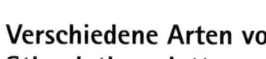

Verschiedene Arten von
Stimulationsplatten

Abb. 8: Gaumenplatte aus festem Acryl

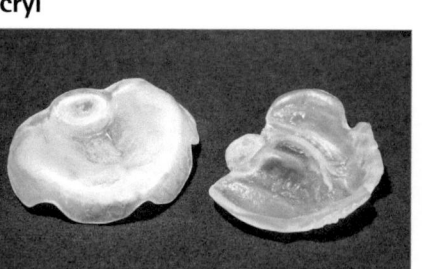

Abb. 9: Orale Stimulationsplatte (OSP) aus weichem Kunststoff

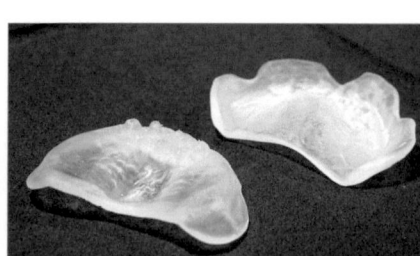

Abb. 10: OSP zum nächtlichen Tragen

48

zylinder ist in die Platte integriert, so dass **keine Aspirationsgefahr** besteht. Auch verschiedene andere Stimuli können individuell eingearbeitet werden und ermöglichen die Anbahnung von physiologischen Bewegungsmustern der Zungen- und Mundmuskulatur. Der Hohlzylinder ist günstig bei bestehender **Zungendiastase**.

Gaumenplatte aus weichem Kunststoff zum nächtlichen Tragen (Abb. 10)
Bei **Obstruktionen** ist eine Gaumenplatte hilfreich, die am Alveolarkamm Stimuli hat und relativ kurz ist. Die beiden Hauptziele dieser Art von Platte sind zum einen die **Zungenvorverlagerung bei nächtlichen Obstruktionen** und zum anderen die **Aktivierung des nächtlichen Schluckens**, was wiederum zu einer **Verbesserung des Zungentonus** führt.
Das Kind kann an diese Art von Platte während des Mittagsschlafes gewöhnt werden. So haben Sie zunächst die Kontrolle über die Wirksamkeit der Platte bzw. können Ihrem Arzt Hinweise zur eventuellen individuellen Plattenanpassung geben. Danach trägt das Kind die Platte jede Nacht, bis sich die Atemstörungen verbessern und es beginnt, auch nachts gelegentlich zu schlucken. Reduzieren Sie dann die Tragezeiten auf jede zweite Nacht. Später wird die Nachtplatte nur noch getragen, wenn das **Risiko für Obstruktionen** erhöht ist, z.B. bei Erschöpfungszuständen oder starken grippalen Infekten.

Gaumenplatte mit Dorn
In den ersten Lebenswochen ist bei schweren Obstruktionen mit starken Sättigungsabfällen zur Verbesserung der Atmung bei sehr niedrigem Körpergrundtonus des Babys eine **Gaumenplatte mit Dorn** möglich. Das Material der Platte besteht aus festem Acryl. Sie reicht mit ihrem Dorn weit in den Rachen hinunter bis vor die Epiglottis (Kehldeckel) am Kehlkopfeingang. Diese Plattenart wird unter **endoskopischer Überwachung** (über eine Einblicksonde durch die Nase) eingesetzt.
Bei Kindern mit **Pierre-Robin-Syndrom** hat sich diese Platte bewährt; diese Kinder haben einen angeborenen zu kleinen Unterkiefer und dadurch eine Rücklage der Zunge. Allerdings gibt es bei Kindern mit Morbus Down bisher **noch keine abgeschlossenen wissenschaftlichen Untersuchungen** über den Nutzen dieser Platte. Da die Verlagerung des Unterkiefers hier auch nicht angeboren, sondern muskulär bedingt ist, lassen sich auch schwere Obstruktionen funktionell gut beeinflussen (s. S. 31f), so dass sich ggf. diese Art von Plattenbehandlung erübrigt.

Tragezeit und Tragedauer der Gaumenplatten

Die **Gesamttragedauer der Gaumenplatten** umfasst etwa die ersten zwei Lebensjahre, wobei die Behandlung am besten frühzeitig, möglichst im ersten Lebenshalbjahr beginnen sollte und mit dem Zahndurchbruch, der bei Kindern mit Morbus Down verzögert erfolgen kann, abgeschlossen ist. Liegt die Zunge nämlich oft auf dem unteren Zahndamm, bremst sie den Zahndurchbruch der unteren vorderen Zähne. Die Gaumenplatte verhilft zur **korrekten Zungenlage im vorderen Gaumen** und beschleunigt so die **erste Zahnung**, da der Zungendruck vom Unterkiefer genommen wird. Es ist auch möglich, über den Zahnwechsel hinaus weiter zu behandeln, wobei für die durchbrechenden Zähne in der Platte Platz geschaffen werden kann (**s. Abb. 11**). In der Regel sind im ersten Lebensjahr 3 Folgeplatten ausreichend, die dem Kieferwachstum Ihres Kindes per Abdruck kontinuierlich angepasst werden.

Seien Sie nicht enttäuscht, falls Ihr Kind im ersten Lebensjahr **parallel zum Krabbelalter** das gut aufgebaute orofaziale Gleichgewicht wieder verliert. Dies passiert nur temporär, da das Baby mit der **Aufrichtemotorik** beschäftigt ist und daher zeitweise den oralen Bereich weniger gut wahrnimmt und kontrolliert. Je höher dann die Aufrichtung erfolgt, desto besser wird auch wieder der allgemeine Körpertonus, einschließlich im Gesicht- und Mundbereich. Gerade aus diesem Grund kann parallel zum Krabbelalter ein **Fortsetzungsintervall der begonnenen Gaumenplattenstimulation** sinnvoll sein. Die **tägliche Dauer des Plattetragens** sollte am besten allmählich gesteigert werden, so dass sich das Kind an die Plattenstimulation gewöhnen kann. Man beginnt mit **15 Minuten Tragedauer** und steigert die Dauer jeden zweiten Tag um weitere 15 Minuten **bis zu 1 Stunde** am Vormittag. Wenn dann Ihr Kind die Platte vormittags bereits eine Stunde trägt, können Sie am Nachmittag ebenfalls beginnen, die Tragedauer viertelstündlich bis zu 1 Stunde zu verlängern. Ziel ist, dass Ihr Kind die Platte bis zu **3-mal täglich 1 Stunde** lang tolerieren lernt. Später ist es notwendig, die Tragezeiten sukzessive zu verkürzen. Von 3 Stunden täglich ist zunächst ein Übergang auf **5-bis 3-mal 30 Minuten** täglich möglich. Versuchen Sie danach jeweils eine halbstündige Tragezeit wegzulassen, bis das Kind die Gaumenplatte tagsüber nicht mehr zu

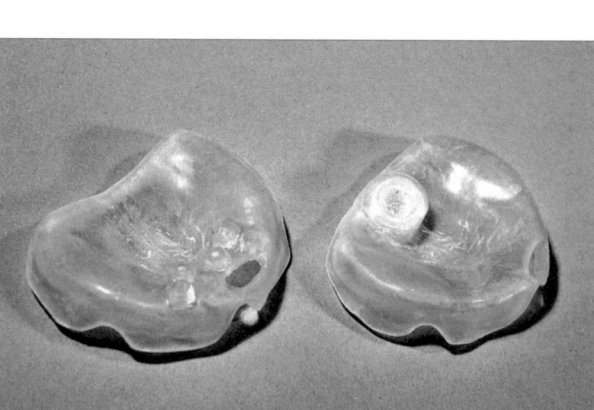

Abb. 11:
OSP nach dem
Durchbruch der
oberen Schneide-
zähne

tragen braucht, wenn es den **aktiven Mundschluss** und den **aktiven Rückzug der Zunge** mit Hilfe der zusätzlichen logopädischen Übungen gelernt hat. Idealerweise werden die letzten halbstündigen Tragezeiten dann eingeplant, wenn der Tonus im Tagesverlauf abfällt und die orofaziale Symptomatik zunimmt, das kann vor Beginn der Ruhephase (mittags und abends) sein oder vor den Mahlzeiten. Günstig ist es, die Tragezeiten so festzulegen, dass die Platte jeweils **eine Stunde vor einer Mahlzeit** eingesetzt wird. Dann gelingt dem Kind das **Essen vom Löffel** sowie das **korrekte Schlucken von Breinahrung** deutlich besser (s. Kapitel zum Trink- und Esstraining). Auch lässt sich die Anregung der Zunge noch steigern, indem man zeitweise etwas **Obstmus in den ovalen Hohlknopf** der Platte gibt. Es hat sich bewährt, das mundmotorische Übungsprogramm 1-mal täglich durchzuführen und die Zunge vor den beiden anderen Tragezeiten mit Obstmus wechselnder Geschmacksrichtungen anzuregen.

Ein Tagesplan zur Plattenstimulation

Im Folgenden habe ich Ihnen **zwei Zeitpläne für die tägliche Plattenstimulation** erstellt, die die mundmotorischen Übungen und die Essenszeiten des Kleinkindes mit berücksichtigen. Diese sind als Beispiel gedacht und sollen für Sie eine Anregung für einen günstigen Ablauf der Plattenstimulation im Alltag der Familie darstellen. Die Pläne sind für eine **maximale Stimulationsbehandlung** von mir entwickelt. Dabei ist der erste Zeitplan mit **3 einstündigen Tragephasen** konzipiert. Beim zweiten Zeitplan entfällt die dritte Tragezeit der Tagesplatte, da für die Nachtplatte zusätzlich Zeiten eingeführt werden. Der zweite Zeitplan ist für Kinder gedacht, die aufgrund ihrer Neigung zu Obstruktionen bei Tonusabfällen (vor allem im Schlaf) zwei verschiedene Platten benötigen.

Im Verlauf der Behandlung können Sie die Stimulationszeiten bei Verbesserung der orofazialen Symptomatik schrittweise wieder reduzieren. Da die Symptomatik bei den einzelnen Kindern mit Down-Syndrom stark variiert, ist es jedoch zusätzlich sinnvoll, Ihren **individuellen Zeitplan** mit Ihrer zuständigen Kieferorthopädin zu besprechen und gegebenenfalls anzupassen.

1. Ein Zeitplan zum Tragen einer Tagesplatte		
8.00 - 9.00 Uhr	Nach der morgendlichen Flaschenmahlzeit	1. Einsetzen der Tagesplatte
10.45 - 11.00 Uhr	Mundmotorisches Übungs-programm (s. Kapitel: Ver-besserung der Mund- und Zungenmotorik)	
11.00 - 12.00 Uhr	Vor dem Mittagsbrei	2. Einsetzen der Tagesplatte
17.00 - 18.00 Uhr	Stimulation mit Fruchtmus im Hohlzylinder der Tages-platte, vor dem Abendbrei	3. Einsetzen der Tagesplatte

2. Ein Zeitplan zum Tragen einer Tagesplatte plus Ergänzung durch eine Nachtplatte		
8.00 - 9.00 Uhr	Nach der morgendlichen Flaschenmahlzeit	1. Einsetzen der Tagesplatte
11.00 - 12.00 Uhr	Vor dem Mittagsbrei	2. Einsetzen der Tagesplatte
13.00 - 14.00 Uhr	Mittagsschlaf: Bei starken Obstruktionen zusätzlich zur nächtlichen Tragezeit	1. Einsetzen der Nachtplatte
17.00 - 18.00 Uhr	Stimulation mit Fruchtmus im Hohlzylinder der Tages-platte, vor dem Abendbrei	3. Einsetzen der Tagesplatte
Ab 22.00 - 7.00 Uhr	Bei Neigung zu Obstruktionen	2. Einsetzen der Nachtplatte

Plattenhygiene

Bei Herausnahme der Gaumenplatte genügt in der Regel ein kurzes Abspülen unter warmem, fließenden Wasser. Einmal täglich, am besten abends, bürsten Sie die Platte mit **Zahnbürste und –pasta** ab. Einmal wöchentlich legen Sie die Platte über Nacht in ein Glas Wasser mit **Kukident-Tablette**.

Beobachtungsaufgaben im tragefreien Intervall:
- Zieht Ihr Kind die Zunge häufiger aktiv in den Mund zurück?
- ‚Übt' es den Mundschluss, indem es mit den Lippen spielt oder Spannung in die Lippen bringt?

52

- Probiert es sogar das Lippenflattern aus?
- Speichelt es weniger?
- Schluckt es öfter spontan intraoral?
- Fällt es ihm leichter, die Zunge zurückzuziehen und den Mund zu schließen, wenn Sie als Erinnerung nur leicht an oder unter sein Kinn fassen?
- Verbessert sich das Ess- und Trinkverhalten nach dem Plattentragen?

Bitte beachten Sie, dass die **Verbesserung der orofazialen Regulation** durch die Gaumenplatte für Ihr Kind ein **fortschreitender sensomotorischer Lernprozess** ist und nicht schlagartig von heute auf morgen erfolgt. Es kann bei diesem Prozess auch zu Rückfällen kommen, da Ihr Kind die korrekten oralen Bewegungsmuster kleinschrittig erlernt und erst durch häufiges Wiederholen verarbeitet und in sein Körperschema übernimmt.

Zusammenfassung
Die **Plattenbehandlung** von Kindern mit Down-Syndrom ist nicht unumstritten. Häufig gehörte Kritik ist die, dass die Gaumenplatte die orofaziale Problematik oft noch verstärke. Tatsache ist jedoch, dass die Platten sehr gut helfen können, wenn die Platte **richtig gewählt** und gut an die **individuellen Stimulationsbedürfnisse** des Kindes angepasst ist. Hat Ihr Kind beispielsweise eine **Zungendiastase**, ist es entscheidend, dass der ovale Stimulationsknopf im hinteren Plattenteil nicht zu klein ist, sondern über die Diastase hinausreicht, um die Zungenmuskeln ausreichend zu kräftigen. Auch maßgebend ist es, wann und wie oft die Platte getragen wird. Ist die **tägliche Tragedauer** nämlich zu kurz, liegt die Stimulation noch unter der Wahrnehmungsschwelle des Kindes. Ist sie zu lang, hat das Kind keine Gelegenheit, die Reize zu verarbeiten und aktiv umzusetzen. Beide Tragefehler führen dann wirklich zu einer Verstärkung der Symptomatik. Wichtig sind die tragefreien Intervalle: Hier können Sie beobachten, ob sich die orale Symptomatik verstärkt oder das Kind beginnt, **spontane physiologische orale Aktivitäten** zu zeigen, die die **Wirksamkeit der Platte** belegen.

| Die krankengymnastische Förderung

Aufbau von Körperspannung, Aufrichtung und Tiefensensibilität

Bereits ab dem ersten Lebensjahr ist eine Kombination von **krankengymnastischen Übungen** nach den Schulen von Karel Vojta und dem Ehepaar Bobath ideal, um **Tonus und Aufrichtung** des Säuglings zu trainieren und seine gesamtkörperliche **sensomotorische Entwicklung** voranzubringen.

Die **Therapie nach Bobath** beinhaltet vor allem das **Handling** des Kindes durch die Eltern sowie das Training **alltagsbezogener Bewegungsfunktionen**. Gerade parallel zum Tragen, Pflegen und Versorgen ist es gut möglich, dem Kind wie ‚nebenher' wichtige motorische Funktionen zu vermitteln, beispielsweise die Ausrichtung auf die Körpermitte, die Rotation beim Hochnehmen und Ablegen o.Ä. Die beiden **zentralen Vojta-Übungen** zum **Reflexdrehen und –kriechen** sind sehr gut geeignet, den Tonus, die Atmung und die vegetativen Funktionen des Kindes zu stabilisieren sowie die schwache Rumpf- und Bauchmuskulatur zu kräftigen. Zudem kommt es zu einer **Bahnung fehlender Reflexe** und zu einer **Verbesserung der Tiefensensibilität**. Es hat den Anschein, als ob Kinder mit Down-Syndrom in ihrer ersten Lebenszeit zunächst **stärkere kinästhetische Reize** (Druck und Zug) brauchen, um die zentrale Informationsaufnahme und -verarbeitung anzuregen.

Je besser der Körpertonus im Verlauf der krankengymnastischen Behandlung wird, desto deutlicher wird für das Kind auch das **Körperschema** (z.B. verbessert sich das Körperschema für die Hände bei Tonussteigerung der Schulter- und Oberarmmuskulatur). Zudem fällt auf, dass sich die **Aufmerksamkeit und die Zentrierung** durch Tonus steigernde Druckübungen verbessern. Dies ist auch beim Tragen gut angepasster Gaumenplatten zu beobachten. Hier wird – wie auch im orofazialen Bereich – deutlich, wie eng **Tonus, Motorik und Körpereigenwahrnehmung im sensomotorischen Entwicklungsprozess** zusammenhängen.

Um die **Kopfkontrolle** zu stabilisieren und die **Nacken- und Rumpfmuskulatur** aufzurichten, lässt sich ab dem zweiten Lebenshalbjahr der **Pörnbacher Keil** gut einsetzen. Neben dieser **Aufrichteaktivierung durch das Abduktionselement im Becken** beim Pörnbacher Keil ist auch ein **großer Pezziball** gut geeignet, die Rumpfkontrolle zu entwickeln, indem man das Kind mit Unterstützung auf dem Ball liegen oder sitzen lässt oder sich mit dem Kind auf dem Arm auf den Pezziball setzt, auf und ab hüpft, um die **motorische Feinabstimmung von Kopf-, Na-**

cken- und Rumpfmuskulatur zu erreichen. Ein günstiger Nebeneffekt ist dabei das **Einüben des 'Bäuerchens'** nach den Mahlzeiten, was Kindern mit Down-Syndrom aufgrund ihrer **mangelnden Bauch- und Zwerchfellspannung** oft schwer fällt. Viele **Gedeihstörungen** lassen sich – neben den Trink- und Essschwächen – darauf zurückführen, dass die Kinder die überschüssige Luft im Magen nicht herausdrücken können und daher im Tagesverlauf zu wenig essen und trinken: Ein Teufelskreis, da es dadurch erneut zu einem Tonusabfall mit Obstruktionstendenzen kommen kann.

Zusammenfassung
Bereits im **ersten Lebenshalbjahr** ist eine **krankengymnastische Förderung** geeignet, den **Körpertonus** des Kindes zu verbessern und seine **Bewegungs- und Aufrichtemotorik** zu stärken. Dies wirkt sich wiederum ganzheitlich auf den **Mund- und Gesichtsbereich** aus, da **Kopf- und Nackenkontrolle** und die **Aufrichtung des Oberkörpers** wesentlich zu einer **orofazialen Tonusverbesserung** beitragen.
Jedoch ist oft zu beobachten, dass sich mit dem Beginn des Krabbelalters die orofazialen Funktionen erneut etwas verschlechtern, da das Kind noch lernt, die Grob-, Fein- und Mundmotorik zu koordinieren. Ab diesem Alter (Ende des 1. Lebensjahres) ist erneut eine **intensive logopädische Therapie inklusive zweitem Gaumenplattenintervall** sinnvoll, um die orofazialen Funktionen weiter zu stabilisieren und diese korrekt im Körperschema zu integrieren.

| Förderliche Erziehungshaltungen

Wie Emily Perl Kingsley, Mutter eines Sohnes mit Down-Syndrom, in ihrem bekannten Essay ‚Welcome to Holland' schreibt, ist es für Eltern eines behinderten Kindes nicht einfach, sich nach der **Überwindung des ‚Diagnose-Schocks'** nach dessen Geburt auf die **Entwicklungsbedürfnisse ihres Kindes** einzulassen. Es bedarf vieler Informationen, Beratungsgespräche und therapeutischer Unterstützung, um sich ‚neu und anders' zu orientieren, damit diese **speziellen Aufgaben der Entwicklungsförderung** zufrieden stellend gemeistert werden können. Schließlich werden Sie Tag für Tag belohnt, weil Sie erkennen, wie **außergewöhnlich** Ihr Kind ist und wie es Ihnen die ‚Augen des Herzens' öffnen kann für die wesentlichen Dinge im Leben.

„Wenn man ein Baby bekommt, ist es so, als ob man sich auf eine fantastische Reise begibt – nach Italien. Man kauft eine Menge an Touristenführern und macht wundervolle Pläne ... Nach einigen Monaten der Vorbereitung ist endlich der große Tag da. Du packst deine Koffer. Einige Stunden später, das Flugzeug landet. Die Stewardess kommt und sagt „Willkommen in Holland." ... Aber da war eine Flugplanänderung. Der Flieger ist in Holland gelandet und du musst da bleiben. ... Also jetzt fängst du wieder an und kaufst neue Touristenführer, du musst jetzt eine völlig neue Sprache lernen. Und du wirst eine total neue Gruppe von Menschen treffen, die du vielleicht niemals kennen gelernt hättest, wenn die Dinge anders wären. ... Es ist langsamer als Italien, vielleicht nicht so viel Glamour. Aber wenn du eine Zeit lang dort bist, merkst du schnell, dass es auch seine Vorteile hat. Du fängst an, um dich zu schauen: Holland hat wunderschöne Windmühlen, Holland hat Tulpen. Holland hat sogar Rembrandt ... Holland ist – genauso wie Italien – eine Erfahrung für sich und den Betrachter ...."

Emily Perl Kingsley in Conny Rapp: ‚**Außergewönlich**'

Die zwei „f": fürsorglich-fordernde Haltung

Erst wenn sich Ihr Kind als **aktiver Kommunikationspartner** verstanden fühlt und im Partner etwas bewirken kann, kommt es zum Dialog und es kann lernen, sich als **eigenes Individuum** wahrzunehmen. Bei Kindern, die überbehütet werden (‚**overprotected child syndrom**'), findet diese Abgrenzung nicht oder nur teilweise statt. Diesen Kindern wird vieles abgenommen, sie kommen nicht zu **Lernerfolgen**;

die Unterforderung kann kränken und das Selbstbewusstsein verletzen. Deshalb ist es wichtig, dass Sie Ihrem Kind wegen seiner Behinderung zum einen den **notwendigen Schutzraum zur Entwicklung** geben (**fürsorgliche Haltung**), es jedoch gleichzeitig, wo immer es möglich ist, in seiner Entwicklung fördern und herausfordern (**fordernde Haltung**).

Emotionale Empfänglichkeit als Leitfaden

Bei Kindern mit einer angeborenen Trisomie 21 sind – trotz ihrer individuellen Verschiedenheiten – folgende Wesensmerkmale oft typisch: Musikalität, Sensibilität, emotionale Empfindsamkeit, Kreativität u.a.

Dass die Kinder so **feine Antennen** für die Emotionen des Gegenübers haben, kann man für die Erziehung in die gewünschte Richtung gut nutzen. Loben Sie es sehr und zeigen Sie ihm Ihre Freude, wenn es ein **erwünschtes Verhalten oder Annäherungsversuche** daran zeigt (soziale Verstärkung). Ignorieren Sie dagegen unerwünschtes Verhalten oder lassen Sie es in dosierter Form Ihren Ärger spüren.

Falsche Attribuition

Schieben Sie bloß nicht alles auf die Behinderung! Je öfter Sie schwieriges Verhalten mit dem Down-Syndrom verknüpfen ('attribuieren'), desto mehr blockieren Sie sich selbst, angemessene Lösungen für das Problem zu finden. Es ist wie ein großes **Stopp-Schild**: Behindert! Damit blockieren Sie sich in Ihrer Kreativität auf dem Weg zu den eigentlichen **Lösungen** der gerade anstehenden Schwierigkeiten. Sobald Sie gelernt haben, diese **Attribuition** zu lassen, werden Sie schnell merken, dass viele Probleme zum ganz normalen Alltag eines jeden Kleinkindes gehören und im Nachhinein nichts mit seiner Behinderung zu tun hatten.

Die Bedeutung von Stereotypien

Stereotypien tauchen in der Motorik und im Verhalten von Kindern mit Down-Syndrom als Äußerungen auf, die über eine längere Zeit hinweg in immer der gleichen Form wiederholt oder beibehalten werden. Ihre Ursachen können verschieden sein, allerdings wirken sie alle wie eine Art 'Innehalten', ein '**Leerlauf' im fortschreitenden Entwicklungsprozess**. Stereotypien haben – ähnlich wie Rückfälle in eine pathologische Symptomatik – **Signalcharakter** für die Eltern und für die Therapeuten:

Wo braucht das Kind noch Unterstützung? Welche Impulse benötigt es, um weiterzukommen? Hat man im Entwicklungsprozess etwas Grundlegendes übersehen? Auf welchen Ebenen liegen die ‚Blockaden'?

Stereotypien zeigen an, dass genügend Energien vorhanden wären, hätte das Kind nur das ‚Know-how' für den nächsten motorischen, emotionalen oder kognitiven Schritt. So ist es nicht verwunderlich, dass sich die Stereotypien legen, sobald das Kind die erforderlichen Kompetenzen erworben hat, um in seiner Entwicklung voranzukommen.

Zusammenfassung

Ziele einer **angemessenen Erziehung** sind bereits im Baby- und Kleinkindalter die **Verstärkung erwünschten Verhaltens** und die **Hinführung zu einer wachsenden Selbstständigkeit.** Wenn das Kind weder unterfordert noch überschätzt wird, erfährt es Erfolgserlebnisse, die es zum Weitermachen und -lernen ermutigen. Sobald die Eltern eines behinderten Kindes den ‚**Diagnose-Schock**' nach der Geburt überwunden haben und schrittweise zu verarbeiten beginnen, ein anderes, außergewöhnliches Kind zu haben, nehmen sie es in seinen Stärken und Schwächen wahr. Es gelingt ihnen zunehmend, ihr Kind so anzunehmen, wie es ist, und seinem Entwicklungsstand gemäß zu fördern und zu fordern.

| Medikamenten- und Materialliste

> **Bitte beachten Sie, dass die Dosierungsangaben das 1. und 2. Lebensjahr betreffen und mit Ihrem Arzt oder Ihrer TherapeutIn individuell abgestimmt sein sollten.**

- Beißringe zur Festigung der Kaubewegungen

- Biotin-ratiopharm 5 (Vitamin-H-Präparat) zum Muskelaufbau, 1/2 bis 1 Tabl. täglich

- Elektrische Kinderzahnbürste mit Timer/Melodie; Weinkorken als Aufsatz für die Vibrationsmassagen

- Euphorbium, pflanzliche Nasentropfen zur Nasenreinigung; 3-4 mal täglich

- Gesichtsmassagegerät, Handgerät mit weicher, sich drehender Bürste (z.B. bei TMC)

- Jodid 100 mg, 1/2 Tabl. täglich

- Lymphomyosot N, Homöopathisches Arzneimittel zur Stärkung der körpereigenen Abwehrkräfte, 3 x 15 Tropfen täglich

- L-Thyroxin, Schilddrüsenhormon, 1 Tabl. täglich

- Nenedent-Baby Fingerhutzahnbürste

- Nuk Zahnputztrainer (klein und groß) für das mundmotorische Übungsprogramm

- Pörnbacher Keil, zu beziehen über SANA PLAST 82178 Puchheim

- Sab simplex, pro Flaschenmahlzeit 20-40 Tropfen oder zwischen den Mahlzeiten 15 Tropfen gegen Blähungen und bei schlechtem 'Bäuerchen'

- Spasmomucosolvan löst Verkrampfungen der Atemmuskulatur bei starken Obstruktionen

- Spiropent Saft bei zusätzlicher starker Verschleimung der verkrampften Bronchien

| Weiterführende Adressen

Down-Syndrom Netzwerk Deutschland e.V.
Eifgenweg 1a · 51061 Köln
Tel. 0221/6002030 · Fax 0221/6002361
http://www.down-syndrom-netzwerk.de

deutsches down-syndrom infocenter
Hammerhöhe 3 · 91207 Lauf a.d. Pregnitz
Tel. 09123/982121 · Fax 09123/982122
E-Mail info@ds-infocenter.de
http://www.ds-infocenter.de

Arbeitskreis Down-Syndrom e.V.
Gadderbaumer Str. 28 · 33602 Bielefeld
Tel. 0521/442998 · Fax 0521/942904
E-Mail ak@down-syndrom.org
http://down-syndrom.org
http://Down-Syndrom.com
http://down-syndrom.dyndns.org/ds/
http://Down-Syndrom.com/faq.html (Listen)

Universitätsklinik Hamburg-Eppendorf
Zentrum für Zahn-, Mund- und Kieferheilkunde
Prof. Dr. med. dent. Bärbel Kahl-Nieke
Dr. med. dent. Heike Korbmacher
Martinistr. 52 · 20246 Hamburg

Universitätsklinikum Tübingen
Klinik für Kinderheilkunde
Abteilung Neonatologie
Ärztlicher Direktor
Prof. Dr. med. Ch. F. Poets
Calwerstr. 7 · 72076 Tübingen

Alexandra Benardis-Schnek
Staatl. gepr. Logopädin
Aaraustr. 63
72762 Reutlingen
E-Mail: schnek@t-online.de

| Literaturhinweise

Berndsen, K.J. (1993). Die Bedeutung orofazialer Reflexentwicklung für die Lautbildung. Sprachheilarbeit 3, 140-145.

Borschke, A. (1988). Darstellung des Morbus-Down-Syndroms unter logopädischem Aspekt. Ätiologie, Symptomatik, Entwicklung und logopädische Therapiemöglichkeiten bei Kindern mit Morbus-Down-Syndrom. Zulassungsarbeit an der LA für Logopädie der Johannes-Gutenberg-Universität Mainz.

Castillo-Morales, R.; Crotti, E.; Avalle, C.; Limbrock, G. (1982). Orofaziale Regulation beim Down-Syndrom durch Gaumenplatte. Sozialpädiatrie Prax Klein 4,1, 10-17.

Crickmay, M.C. (2001). Sprachtherapie bei Kindern mit zerebralen Bewegungsstörungen auf der Grundlage der Behandlung nach Bobath. Edition Marhold.

Limbrock, J.; Castillo-Morales, R. (1986). Orofaziale Regulationstherapie nach Castillo-Morales. Aktuelle Beiträge zu kindlichen Sprach- und Sprechstörungen Band 4, Hrsg. Springer, Luise; Kattenbeck, Georg.

Limbrock, J.; Wirth, C. (1986). Mundtherapie für behinderte Kinder: Vorstellung der Konzepte nach Bobath und Castillo-Morales. Frühförderung interdisziplinär 5. Jg.

Korbmacher, H.; Berndsen, K.; Berndsen, S.; Kahl-Nieke, B. (2003). Vorstellung eines modifizierten Stimulationsplattensystems bei Kindern mit Down-Syndrom. Forum Logopädie 3/2003, 14-16.

Piaget, J. (1983). Meine Theorie der geistigen Entwicklung.

Pörnbacher, T. (1987). Therapieansatz bei zerebralen sensomotorischen Entwicklungsstörungen. Aufbau von Haltung und Atmung im Rahmen des ‚Neuro-Entwicklungsphysiologischen Aufbaus' nach Pörnbacher. Geistige Behinderung 2.

Rapp, C. (2004). Außergewöhnlich. Schriftenreihe des Arbeitskreises Down-Syndrom e.V. Deutschland. Neumünster Paranus.

Revenstorf, D. (1989). Psychotherapeutische Verfahren. Verhaltenstherapie. 2. Bd. Urban.

Vojta, V. (2000). Die zerebralen Bewegungsstörungen im Säuglingsalter. Frühdiagnose und Frühtherapie. Hippokrates.

| Abbildungsverzeichnis

| Fachglossar

Abduktion .... Abspreizung

Alveolarkamm .... Zahndamm

Attribuition .... Ursachenzuschreibung

Bilabial .... mit beiden Lippen

Endokrin .... die Drüsen betreffend

Epiglottis .... der Kehlkopfdeckel

Eutonisierung .... Erzielen eines ausgeglichenen gesamt-körperlichen Spannungszustandes der Muskulatur

Filtrum .... physiologische mittige Einkerbung der Oberlippe

Interalveolar .... zwischen den beiden oberen und unteren Zahndämmen

Interlabial .... zwischen den beiden Lippen

Intraoral .... im Mund befindlich

Hypertonie .... Überspannung, Verkrampfung der Muskulatur

Hypotonie .... Unterspannung der Muskulatur

Kinästhetik .... die Bewegungswahrnehmung des eigenen Körpers

Lateralisierung .... Seitwärtsbewegung

Musculus mentalis .... der Kinnmuskel

Musculus orbicularis oris ... Ringmuskel des Mundes

Obstruktion .... Atemverlegung

Orofazial .... den Mund- und Gesichtsbereich betreffend

Stridor .... Atemgeräusch

Tonisierung .... Spannungsaufbau der Muskulatur

Zungendiastase .... Aufgrund der muskulären Hypotonie das Auseinanderklaffen der länglichen Zungenmuskulatur

- Sandra Neumann: **Lippen-Kiefer-Gaumen-Segel-Spalten (LKGS)** Ein Ratgeber für Eltern

- Ulla Beushausen: **Kindliche Stimmstörungen** Ein Ratgeber für Eltern und pädagogische Berufe

- Wiebke Herbst-Rietschel: **Dysphagie** Schluckstörungen nach Schlaganfall und Schädel-Hirn-Trauma (SHT)

- Jürgen Tesak: **Aphasie** Sprachstörung nach Schlaganfall oder Schädel-Hirn-Trauma

- Anne Berndt und Antje Mefferd: **Dysarthrie** Ein Ratgeber für Angehörige

- Boris Hartmann und Michael Lange: **Mutismus im Kindes-, Jugend- und Erwachsenenalter**

- Kristina C.M. Kamke: **Lese-Rechtschreibstörungen (LRS)** Ein Ratgeber für Eltern und pädagogische Berufe

- Anita M. Kittel: **Myofunktionelle Störungen** Ein Ratgeber für Eltern und erwachsene Betroffene

- Bernd Hansen, Claudia Iven: **Stottern bei Kindern** Ein Ratgeber für Eltern und pädagogische Berufe

- Evemarie Haupt: **Singen und Stimme** Ein Ratgeber für Singende, Chorleiter(innen), Pädagog(inn)en und Therapeut(inn)en

- Dorothea Senf: **Cochlea-Implantat – mit dem CI leben, hören, sprechen** Ein Ratgeber für Eltern

Diese Ratgeberreihe des Schulz-Kirchner Verlags bietet kompetente Informationen zu Themen der Medizin, der Sprach- und der Ergotherapie.

Angesprochen werden vor allem Angehörige und Betroffene, aber auch Fachleute (z.B. aus der Pädagogik, Sprach- und Ergotherapie) finden wesentliche Aspekte prägnant und alltagstauglich zusammengefasst.

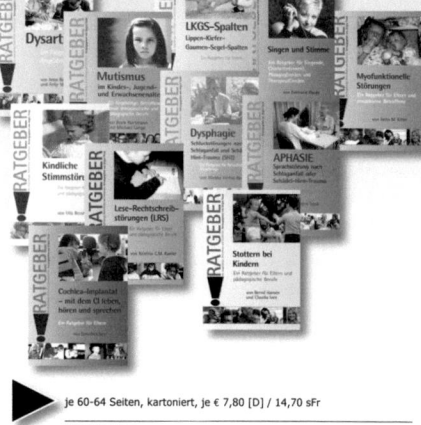

je 60-64 Seiten, kartoniert, je € 7,80 [D] / 14,70 sFr

Staffelpreise

Bei Abnahme von 10 Ex. pro Ex. € 7,00 [D] / 12,60 sFr
Bei Abnahme von 50 Ex. pro Ex. nur € 6,25 [D] / 11,20 sFr

Bestellung

Über den Buchhandel erhältlich oder direkt bei der

Schulz-Kirchner Verlag GmbH
Postfach 12 75 · D-65502 Idstein
☎ (0 61 26) 93 20-0
🖷 (0 61 26) 93 20-50
@ bestellung@schulz-kirchner.de

Inhaltsverzeichnis und Leseprobe: **www.schulz-kirchner.de**